发炎的大脑

一种治疗抑郁症的全新方法

[英] 爱德华·布尔莫尔　著

小庄　译

The Inflamed Mind

A Radical New Approach To Depression

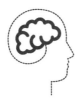

湖南科学技术出版社

对《发炎的大脑》的赞誉

精神病学家们正在重新思考抑郁症。它是由于外伤、化学物质失衡、大脑回路不启动引起的吗？在这本文笔优美的书中，爱德华·布尔莫尔教授向我们解释了为什么要了解抑郁症，为什么需要研究免疫系统。这种方法不仅逾越了身心之间的鸿沟，还提出了新的治疗方法。对于任何想以崭新方式思考抑郁症的人来说，《发炎的大脑》是一本重要的书，一本希望之书。

——汤姆·因泽尔，Mindstrong Health 联合创始人、总裁，医学博士

《发炎的大脑》带着读者领略了神经科学和免疫学的聚合革命，这场革命产生了关于抑郁症及其治疗的新观点。这本书追溯了二元论（认为心灵与身体相分离）的根源，然后呼吁我们超越二元论去了解身体炎症如何影响大脑和心灵。布尔莫尔教授以博学、有趣和易懂的方式，使我们理解了传统的"医学"和"精神病"综合征之间的联系，从而传达出这一新观点的深刻影响，以及它所确定的新的抗炎治疗方法，这些治疗方

法将打破普通医学和精神病学之间的壁垒。

　　——约翰·H.克里斯特尔，医学博士／罗伯特·L.小麦克尼尔，翻译研究教授，耶鲁大学医学院精神病学系主任

　　在我们对抑郁症的理解上，《发炎的大脑》不仅仅是一个戏剧性突破，而且是对人类的非凡探索。

　　——马修·德安科纳，《后真相》作者

　　一个令人信服且可读性很强的论点，认为某些形式的精神疾病（特别是抑郁症）实际上是免疫系统疾病。如果爱德华·布尔莫尔是对的，那么精神病学正处于一场革命边缘——身心的重聚。

　　——科林·布莱克摩尔爵士，伦敦大学高级科学学院神经科学和哲学教授

　　直到不久前，神经免疫学在医学界还备受嘲笑。而布尔莫尔教授一直向我们强调，这种嘲笑是多么荒谬，他是提出反对意见的领军人物。作为第一批宣称自己为免疫精神病医生的人之一，他带领我们走出了黑暗时代，让我们看到全身炎症和精神病之间的关键联系。这一套见解正在创造精神病学的范式转变，预示着一个个性化精神病学治疗新领域的出现，就像我们已经在癌症中看到的个性化治疗一样。

　　——罗伯特·莱克勒爵士，英国医学科学院院长

　　这本书讲述了令人兴奋的精神疾病治疗新方法，并勾勒出了基础脑科学的强大本质。更棒的是：它很容易阅读，同时也没有过分简化主题。

　　　　　　——菲利普·坎贝尔爵士，《自然》杂志主编

　　突然间一个专家想停下来质疑我们所知道的一切。这是关于大脑运作的重要一课，不容忽视。

　　　　　　　　　　——杰里米·维恩，英国广播公司

　　爱德华·布尔莫尔为免疫系统和炎症在抑郁症中的重要性提供了一个清晰的陈述以及有力的论据。这本生动的书阐述了临床神经科学的一个主要前沿，不仅影响了抑郁症的研究，也影响了精神分裂症和老年痴呆症的研究。

　　　　——史蒂文·E. 海曼，哈佛大学干细胞与再生生物学系杰出服务教授

　　布尔莫尔教授奉上了一个有趣的理论，认为抑郁症是由炎症引起的，而不是传统上认为的血清素失衡。不管真相如何，它都是一本刺激而有趣的书。

　　　　　　——温迪·伯恩教授，英国皇家精神病学院院长

　　这本发人深省的书是一本伟大的读物，它指出了炎症是抑郁症的主要驱动。一本让人欲罢不能的书，为所有人提出了重

要的问题：我们应该如何让医学向前跨进？使用这种范式是否可以重新启动研究和开发？强烈推荐！

——戴姆·萨利·戴维斯教授，英国首席卫生大臣

目　录

前　言

　　很多年前，吸引我投身精神病学领域的最初原因之一，就是它试图处理人类最个人化的痛苦：我们自身的临床紊乱，我们情感的平衡与不平衡，我们的思维和记忆，我们对世界及其与我们的关系的看法。作为一名年轻医生，对我来说，精神健康症状中丰富的个体内容似乎比身体健康症状——比如脚踝肿胀或皮肤瘙痒——更有趣。从科学的角度来看，所有这些精神症状都源于大脑，但只是不知道是如何发生的，这对我也很有吸引力。我那时候认为，现在也还这么认为，如果能更多地了解精神疾病是如何由大脑机制产生的，我们就能在治疗和预防方面有更大的作为。如果能更清楚地知道精神健康问题的来源或成因，我们可能也不会那么羞愧或害怕谈论它们。

　　所以，在我30岁左右的时候，开始把"更多地了解精神症状是如何从大脑中产生的"当成了一项专业研究任务。当时，大约是1990年，许多精神病学家专注于研究像多巴胺和血清素这样的大脑化学物质是如何引起精神错乱（精神病）和抑郁等疾病的。但很明显，还有无数的问题需要去搞清楚。我意识到自己不仅需要成为一名临床精神病学家，还需要成为一名科学家。

20世纪90年代的几年里，我得到了惠康基金会的资助，在伦敦精神病学研究所攻读博士学位，导师是迈克尔·布拉默（Michael Brammer）教授。当时，第一批功能磁共振成像（fMRI）扫描仪刚刚在世界上的少数几个地方投入使用，我参与了对这些新玩意儿所产生的数据的数学分析，以绘制健康人和精神疾病患者的人脑功能图谱。我开始撰写或与人合作撰写许多关于神经影像学、神经科学和心理健康的科学论文。这对我来说是一个激动人心的转变。我足够幸运，在合适的地点和正确的时间赶上了功能性磁共振成像研究的第一波浪潮，从那以后，它已经大规模地扩展为一个全球科学生态系统。我意识到接下来可能只是时间问题，也许就短短几年，肯定是在我50岁之前，脑扫描和脑科学的新发现将成为不可抗拒的洪流，迫使我们在思考和治疗精神疾病方面做出根本性的改进。

正是基于这样的心态，我于1999年进入剑桥大学担任精神病学教授，以此作为一个开端。起初，我继续做大脑成像研究，试图找到新方法来测量和分析人类大脑复杂的网络结构。因为在网络神经科学或"连接组"① 方面的工作，所以我最为人所知的身份可能是学院派的科学家，但这不是本书的主题。

---

① 连接组（connectome）一词对应的是基因组（genome），指的是生物体神经系统中所有神经连接的图谱，迄今为止，科学家已经绘制了秀丽隐杆线虫的连接组，最终目标是绘制人脑图谱。——译者注

　　然而快 45 岁的时候，我注意到，尽管在国际上神经科学似乎取得了巨大进展，但在英国国家医疗服务体系（NHS）的地方诊所和医院的日常工作中，还没有任何重大变化的迹象。我开始对仅仅通过写更多关于大脑扫描的论文就能给精神病学实践带来改变的设想感到不耐烦。我认识到，医学史上最有力的变革杠杆永远都是一种新疗法的出现。我需要知道更多关于抑郁症、精神病和其他疾病的新药物疗法是如何被发现的。

　　这就是为什么在 2005 年，我抓住了一个不寻常的机会，开始为英国最大的制药公司之一葛兰素史克做兼职。每个星期，有一半时间我在大学实验室里研究大脑网络分析的奥妙，另一半时间去担任葛兰素史克临床研究部门的负责人。兼职地点就位于阿登布鲁克医院大厅约 180 米远的地方，交通十分便利。在葛兰素史克的这个部门，我们做了很多工作，来测试精神病学、神经病学和其他医学领域正处于开发中的临床新药的效果。当我们取得进展、离新疗法越来越近时，还是很激动的。但接下来，在 2010 年，葛兰素史克突然停止了所有的精神健康研发项目。一时间我意识到，自己已是一个 50 岁的精神病医生，在一家不再想做精神病学研究的公司工作。如果像葛兰素史克这样强大的公司，都没有看到在精神病学领域取得治疗进展的机会，这对我过去 20 年一直满怀信心地期待——治疗会得到根本性的改善——意味着什么？从那一刻起，我开始认真思考本书的主题。

我对其他科学家的工作越来越感兴趣，他们把大脑和思维与免疫系统的工作联系起来，开创了一个新的研究领域。他们把这叫作免疫-精神病学或神经-免疫学。老实说，我第一次听说它的时候，觉得有各种理由认为这简直是疯了。但随着我深入研究，似乎越来越有理由认为这可能是一种科学策略，它与传统思维的不同之处足以提供一个新机会，让精神病学的治疗取得进展。我和很多人说自己又撞大运了。我所在的葛兰素史克公司的老板也认为这是值得研究的，从 2013 年开始，我们得到了医学研究委员会和惠康基金会的支持，与其他公司和学术专家建立了研究伙伴关系，以找出炎症和抑郁症之间的更多联系。

希望这能解释清楚我是如何参与到免疫-精神病学研究项目中来的，并一直坚持在做，但这并不能解释我为什么要写一本关于它的书。科学家们更愿意为职业同行那样的技术型专业读者群体写论文，而不是几乎人人都可能读的书。但在过去五年多时间里，我对免疫系统和神经系统如何相互作用，以及身体炎症如何导致抑郁等精神症状有了更多了解，我越来越觉得，这些问题引起了广泛的共鸣。它们触及了一些关于身体和精神之间关系的基本概念，以及精神病学和其他医学之间的传统区别。它们不仅指出了一些新的抗抑郁药物，而且指出了一种彻底重新设定的方法——我敢说，是本质更好的——来并行处理精神和身体上的健康障碍，而不是像我们目前所做的那样分开处理。

这本书确实包含了一些技术性语言，特别是关于免疫系统的，因为如果我试图以没有任何技术细节的方式来讲述这个故事的话，它就无法被真实地表达。我认为，这是一个非常激动人心的故事，告诉我们如何开始去展望新的科学，以及其对精神健康产生的惊人影响。希望你们喜欢。

爱德华·布尔莫尔

于英国剑桥

2018 年 3 月

第一章
敢于另辟蹊径

我们都知道抑郁症。它触及了这星球上的每一个家庭。但我们对它的了解却是惊人的少。

本人是以一种极度尴尬的方式领会到这一点的。在我刚开始接受精神科医生培训的头几年里，某一天，我在伦敦莫兹利医院门诊部对一名男子进行问诊。在回答我教科书式的提问时，他告诉我，他情绪很低落，在生活中找不到任何乐趣，总是凌晨惊醒，睡得不好，吃得也不好，体重也跟着下降了，对过去感到愧疚，对未来感到悲观。"我觉得你是抑郁了。"我告诉他。"我已经知道了，"患者耐心地回应我，"这就是为什么我让全科医生把我转到这家诊所。我想知道我为什么会抑郁，还有你能对此做些什么？"

于是我试着解释抗抑郁药物，像是选择性血清素再摄取抑制剂，或简称 SSRI 类药物，以及它们是如何起作用的。我发现自己在喋喋不休地谈论血清素，认为抑郁症是由于缺乏血清素引起的。经验丰富的精神科医生在沉着应对这种场合时，会使用"失衡"一词，我也当仁不让地借用了。"你的症状可能是由于大脑中的血清素失衡所导致，服用 SSRI 类药物能帮助你恢复平衡。"我挥舞着我的手，向他演示一个不平衡的东西如何重新平衡，以及他摇摆不定的情绪如何恢复平衡。"你怎么知道的？"他问道。于是，我开始重复自己刚刚从课本上学到的关于抑郁症的血清素理论，然后他打断了我："不，我是说你怎么知道我的情况的？你怎么知道我大脑中的血清素水平失衡了？"好吧，真相是，我确实不知道。

那一幕大约发生在 25 年前，迄今为止，对于这些问题，还有其他许多有关于抑郁症从何而来或如何治疗的问题，我们仍然拿不出肯定或一致的答案。抑郁都是心理作用吗？我的抑郁"仅仅"是我思考事物的方式吗？那为什么经常以作用于神经细胞的药物进行治疗呢？它"真的"全在大脑里吗？对于那些患有抑郁症的朋友和家人，我们可能不知道该说什么。如果我们自己抑郁了，也可能会羞于说出来。

对于抑郁症和其他精神健康疾病的态度，如今已不像过去那样一片沉默了。我们越来越善于谈论它，这是件好事，即便意见并不总是一致。可以看到，抑郁症是非常普遍的，它在很多方面都使人失能，而且会降低生活质量——抑郁的人快乐体验更少、抑郁的人减少了预期寿命。我们并不惊讶地看到，抑郁症和相关疾病的经济成本是如此巨大，以至于如果从下一个财政年开始，我们能完全治愈英国国内的抑郁症病例的话，那么一整年下来就相当于将 GDP 增加 4%，或者说将整个经济年增长率从 2％变为 6％。如果完全没有抑郁症，我们的国家就会蒸蒸日上。

尽管我们越来越意识到抑郁症发作和精神障碍在认识的人当中是多么普遍，也意识到抑郁症在全球范围内对公共卫生提出了巨大挑战，但是我们应对它的方法仍非常有限。有一些广泛使用和适度有效的治疗方法，不过近 30 年里没有任何突破性进展。我们在 1990 年用于治疗抑郁症的方法——调整血清素的药物如百忧解，还有心理疗法——基本上仍是现下在治疗方面的全部。显然这不够好，否则也不会有预测认为，到 2030 年抑郁症将成为世上最大的单一致残原因。

我们必须敢于换一种方式思考。

时间回到 1989 年的一天，那时我还没开始专攻精神病学，正在接受医师培训。我见到一位 50 多岁的妇女，她得了一种叫作类风湿关节炎的炎症性疾病。我叫她 P 夫人。P 夫人患该病已有多年，手上的关节肿胀生痛，并因伤痕而变形。她膝盖里的胶原蛋白和骨头尽遭破坏，关节不再能正常工作，走路也艰难。我们一起讨论了一遍类风湿关节炎诊断量表上那一长串的身体体征和症状。她在所有方框里都打了钩。然后我还提了一些标准检查表上没有的问题，关于她的精神状态，她的情绪。在接下来的 10 分钟里，她平静但清晰地告诉我，自己精力很差，没什么能使她快乐，睡眠受到困扰，成天沉浸在悲观和有罪感的念头里。她抑郁了。

　　我对自己的问诊很满意。我想我做出了一个小小的医学发现，把她的诊断增加了一倍。她因为类风湿关节炎来找我看病，我则在此基础上挖出了抑郁症。我赶紧将这个重要消息告诉我的上级医生："P夫人不仅患有关节炎，她还患有抑郁症。"然而，他对我的诊断能力不以为然。"抑郁？嗯，你会的，不是吗？"

　　我们都能看得出来，P夫人抑郁了，并且患有炎症。然而，当时常见的医学观点认为，她抑郁是因为知道自己患有慢性炎症性疾病。这些都源于心理。我们俩谁也没有想到它可能起源于身体。P夫人的抑郁可能——不是因为她知道自己发炎了——只是因为她发炎了。P夫人离开诊所时，抑郁或疲乏的程度丝毫没有缓解。我们不敢提出不同的想法，也没有做出任何改变。

　　之后，又过了大约30年，我们才更加熟练地掌握了一种新的科学思维方式，去理解抑郁症和炎症之间、精神和身体之间的联系，正如我最近看完牙医不久后才恍然大悟。

源自根管的忧郁

　　几年前，我的一颗臼齿上做了个填充。由于它已经腐烂，所以发生了感染，我的牙医需要把这个洞一直钻到牙根尖。做根管手术可不是我最爱的消磨时间方式，但我知道必须得把它做掉。当我顺从地跳上椅子，张大嘴巴的时候，还是挺高兴的。但随着一切都结束了，我就只想回家睡觉，不想和任何人说话。当只身一人在家，我发现自己在一种想死的情绪中陷入了沮丧的沉思，直至睡着。

第二天早上，我起床去上班，忘记了死亡。我经受了牙齿打孔，牙龈挫伤，还短暂地经历了一点精神和行为方面的症状：嗜睡，社交退缩，病态沉思。你可以说我有点抑郁；但是——嘻——谁会喜欢看牙医呢？

这一系列事件似乎没有什么不寻常的地方——事实上也没有——但对它的常态解释却不是唯一的解释。

用传统方式来思考这次疾病发作，会认为这个微小的疾病开始于我身体的免疫系统对感染和损伤做出的反应。我的牙齿被某些细菌感染了；由于感染，我的牙龈发炎了；牙医实施了钻牙和刮牙，虽然目的是实现一种长期的外科治疗，但也有短期的弊端，那就是使我的牙龈发炎更严重，增加了细菌从牙齿扩散到血液中的风险。我去看牙医的原因，以及去看牙医后发生的事情，对我的身体整体而言是一种挑战，对我的生存是一种威胁，同时也对我的免疫系统吹响了号角，让它增强了炎症反应。

从物理攻击（如受伤或感染）到免疫系统的炎症反应，制订出这一因果机制链，是医学科学真正改变游戏规则的胜利之一。这是免疫学的胜利。它现在已经渗透到了我们对几乎所有疾病的理解中，并成功地支撑了疫苗接种、移植手术等疗法和用于治疗类风湿关节炎、多发性硬化症以及越来越多癌症的新药。这门强大无比的科学可以为我牙齿的感染如何导致我牙龈局部的发炎，以及牙科手术如何使炎症急剧恶化提供一个详细的解释。

但关于发炎患者对炎症的感觉如何，或者炎症如何影响思想和行为，免疫学还没给出太多的解释。为什么我想一个人静静？为什么我想去睡觉和发呆？为什么我如此忧郁？这些问题的答案按照传统是来自心理学，而非免疫学。

因此，我给自己讲了一个心理故事，那就是和牙医的密切接触肯定提醒了自己，我的牙齿真的老了。当我在计算还能活多久时，这种和死亡有关的"老掉牙"的暗喻就是一种具体确认，它引发了一种理性的悲观。换句话来说，我这番自我诊断就是：我因为想到根管手术的影响而变得短暂抑郁了。我的精神状态是对我的身体状况的反映或沉思，而不是由我的身体状况直接导致的。

某种程度上，你不会对这个故事感到惊讶，你是一个二元论者。因为对发生在我身上的事情，传统医学的解释是二元论的——它存在于两个领域——身体和精神——两者之间只有一个模糊的连接点。我去看牙医前和我看牙医时所发生的一切，都被感染和免疫生物学精确地解释为发生于物理领域。而在我看完牙医后，情绪和行为上所发生的一切，都被放到了心理领域加以解释。我告诉自己我老了，这是一个有心理学意义的故事。

当时，大约在 2013 年，当我用这种方式解释自己的炎症和抑郁经历时，会发现这种"明白"多少给出了一些安慰。而今天回首往事，我却终于感到惊讶了。我惊讶是因为意识到标准二元论的解释看起来是多么不完整和晦涩——现在我知道了，对于发生在我身上的事情，可能会有一种完全不同的解释。针对我的"牙根管忧郁"，还有别的思考方式。我会仅仅因为发炎，而暂时情绪低落，而非因为我想到了发炎的后果。口腔中短暂、临时性的炎症可能直接导致了情绪、行为和认知的变化，我在手术后马上就注意到了这些变化。

这一新的解释比起我跟自己说我已经"老掉牙"了的解释更简单。熟悉的二元论推理在逻辑上有些说不通：当我从牙医的椅子上爬起来时，解释性的叙述洪流并没有在物理领域消失，而当我回到家里意志消沉地躺在床上时，它又奇迹般地在精神领域冒了出来。但现在，因果链可以在物理领域开始，也可以在物理领域结束了——从牙齿发炎的最初原因到抑郁情绪的最终影响。

但从科学的角度来讲，因果关系很难确定。要完全相信炎症会导致抑郁，我们需要知道两个大问题的答案：

确切地说，人体免疫系统中的炎症变化如何能一步步改变大脑工作方式，从而使人们感到抑郁的呢？

为什么抑郁症患者首先会发炎呢？炎症反应本该是站在我们这一边的，它演化出来，就是为了帮助我们战胜疾病。但为什么身体的炎症反应会让我们感到抑郁呢？

回到大约 30 年前，我遇到 P 女士的时候，这些关于因果关系的问题几乎没有人去问过，更没有好的科学或医学答案。

到了 2013 年我做根管手术的时候，这些问题被问得越来越频繁和精确，答案也越来越清晰，这要归功于一项颠覆性新科学的工作，它在过去 5 年里持续取得了快速进展。

像许多新科学一样，这门科学是出现在那些更成熟的知识领域之间的结合点上的。它存在于免疫学、神经科学、心理学和精神病学的边界。它被赋予了各种各样笨拙的、通常使用连字符的名字——比如神经-免疫学或免疫-精神病学——这说明了它混杂的起源，以及它通过免疫系统机制将大脑、身体和精神联系起来的越轨野心。神经-免疫学调查免疫系统如何与大脑或神经系统相互作用；而免疫-精神病学更关注免疫系统如何与精神和心理健康相互作用。

神经-免疫学和免疫-精神病学

最早一批敢于自称为神经-免疫学家的人是少数派，更多主流科学家对他们有一些偏见和怀疑。研究大脑（神经科学的领域）和免疫系统（免疫学的领域）之间的联系在专业上并不受人尊敬。尤其是在 20 世纪，众所周知，大脑和免疫系统之间没有任何关系。免疫系统的白细胞和抗体在血液中循环，并可通过脾脏、淋巴结和其他多种重要的人体免疫器官。但是免疫系统的细胞和蛋白质不能同样自由地渗入大脑，因为大脑受到了血脑屏障（blood-brain barrier）的保护。血脑屏障简称BBB，20 世纪 80 年代我在医学院上学时，它被解释为柏林墙一般的存在，把免疫系统和神经系统完全分开。血脑屏障固若金汤，让新兴理论神经-免疫学遭到思想更为传统的科学家们的冷嘲热讽。神经-免疫学家们从 1990 年左右正式提出，血液检查中测得的炎症蛋白质水平可用来关联大脑或精神，这怎么可能？众所周知，蛋白质不能穿过血液和大脑之间的障碍。这不仅仅是个错误，简直错得无药可救。

血脑屏障的"柏林墙"概念是强大的旧观念的物理体现，这种二元论思想可以追溯到笛卡儿，他认为，我们现在所说的精神与身体，或者如他所说的灵魂与身体，是完全不同的。17世纪的笛卡儿二元论哲学是西方医学科学的基石。而大脑被血脑屏障的严格封锁所分离，就是这种哲学的具体实现。因此，当那些神经-免疫学先驱们提出血液中的炎性蛋白可以越过血脑屏障，对大脑产生影响时，他们不仅被认为在生物学上犯了错，还被认为是极不尊重科学医学的哲学基础。

如今，总算清楚了，我在医学院学到的很多东西都是错误的。越来越得到公认的一点是，血脑屏障的存在并不能阻止大脑和身体之间所有免疫交互作用。我们现在知道，血液中的炎性蛋白，学名细胞因子，是可以通过血脑屏障将信号从身体传递到大脑和思维。稍后我会详细介绍细胞因子，如果你之前从未听说过这个，你可以把它们看作是跟随血液循环的激素，能够在整个身体产生强大的炎症效应，其中也包括大脑。当牙医开始探查我的牙龈和刮擦我的牙齿，她会造成我口腔中的细胞产生细胞因子，然后细胞因子随着血液在我身体上下循环，炎症信号通过被认为不可穿越的血脑屏障传递到我大脑中的神经细胞，导致我的大脑发炎。

发炎的大脑是什么样子？

我曾不假思索地认为，精神上的炎症可能和身体上的炎症相类似。我们从罗马时代就知道，身体发炎时会发红肿胀。所以以前我常常会想象，发炎的大脑也将出现类似隐喻红肿的感觉，包括愤怒、过激、狂热、失控和潜在的危险，用最接近的精神病学的术语来说，就是一种躁狂状态。但现在，我想象出来的一个发炎大脑的形象却几乎完全相反：不是一个易怒和具有威胁性的人，而是一个忧郁和沉默寡言的人。像 P 夫人一样她的手因关节发炎而肿胀变形，暗自纳闷自己为什么会感到如此沮丧和疲惫。我现在就把她当作是一个大脑发炎的典型，不是比喻意义上的，而是机体意义上的。

"炎症大脑"一词从隐喻到机制的转变，来自对证据的了解，那些表明炎症和抑郁之间有很强联系的压倒性证据。简单地承认这种近在眼前的联系，是正确的开始。但关键问题在于论证因果关系。一种全新的、后二元论的思维方式想要深入人心的话，它必须在科学上证实炎症不仅与抑郁有关联，并且，炎症会直接导致抑郁。

区分因果关系的一种方法是观察事件在时间上的顺序。原因必定先于结果。因此，如果炎症是抑郁症状的诱因之一，我们希望找到炎症先于抑郁出现的证据；最近的研究也提供了一些这样的证据。例如，2014 年对布里斯托尔和英格兰西南部1.5 万名儿童进行的一项研究发现，那些 9 岁时没有抑郁、但轻微发炎的儿童，年满 18 岁时抑郁的可能性明显更高。这是数十项相关人类研究和数百项相关动物研究中的一项，这些研究均表明，炎症可以预测、预示抑郁或抑郁行为。

但仅凭时间顺序还不足以使炎症被视为抑郁症的一个病因。富有怀疑精神的科学家和医生需要知道，炎症是怎样导致抑郁的，确切的生物学机制是什么，一步一步地从血液中的细胞因子到大脑中的变化，进而导致抑郁情绪的变化。最近在动物和人类身上进行的实验也提供了支持性证据。

如果一只大鼠在实验中被注射了传染性细菌，它的行为会变得有点像我看完牙医后的那样。它不愿与其他动物进行社交接触，不经常活动，睡眠和进食周期也被打乱了。简而言之，感染确实会在动物身上引起一种称为疾病行为的综合征——与人类的抑郁症经历大致相同。事实上，你甚至不需要感染一只大鼠来观察这种疾病行为。只要给它注射细胞因子，这就足够证明不是细菌本身，而是免疫系统对感染的反应导致了疾病行为。炎症直接导致动物出现类抑郁行为，这一点已毋庸置疑。

我们也搞清楚了炎症是如何影响大鼠和小鼠的大脑的。我们知道，暴露于细胞因子的神经细胞更容易死亡，也更不可能再生。我们还知道，当神经细胞发炎时，它们之间的连接（或者说突触）学习信息模式的能力就会下降，而炎症会减少作为神经细胞间传递介质的血清素的供应。这样，至少对动物来说，一个解释链形成了，它可以将身体的炎症与大脑中神经细胞工作方式的变化直接联系起来，这反过来又会导致类抑郁的疾病行为。

要在人类身上找出同样的解释链并不容易。我们不能用危险的细菌感染人类，我们不能把细胞因子（或其他任何东西）直接注入健康人的大脑，我们也不可能一次一个细胞地观察炎症对人类神经细胞的影响。绝大多数的人类神经细胞——总数大约有 1000 亿个——在大脑中密集地排列在一起；而大脑被头骨相当牢靠地保护了起来，以免受到外界伤害。我们唯一能用来"看到"活人头骨内部情况的方法是使用大脑扫描技术，比如磁共振成像。近些年的功能性磁共振成像研究已经开始提供证据，证明身体的炎症可以对人类大脑和情绪产生直接的影响。举例来说，当健康的年轻人被注射伤寒疫苗时，他们免疫系统的反应就像被注射了细菌的大鼠的免疫系统一样，血液中的细胞因子水平会飙升。接种疫苗的志愿者也会变得轻度抑郁，而他们接种后的抑郁与大脑中情感表达相关区域被更大地激活有关。

所以，免疫-精神病学已经发展得足够成熟，成熟到能让我以一种没有逻辑漏洞的新方式回答这个问题：看完牙医后我是如何变抑郁的？用不着讲机器中的鬼魂①什么的，我可以振振有词地声称，根管手术引起的细胞因子激增，发送了一个炎症信号穿过血脑屏障，导致大脑中处理情绪的神经细胞网络发生变化，进而导致了一个精神抑郁的小插曲。这个挑战二元论的优秀解释，每一步都有可信的实验证据。但它仍算不上全然完整。不可否认，在现有证据基础上存在着漏洞和异常，在任何一个迅速发展的科学领域都将会出现这种情形。即使我们对"如何"有了一个完整的答案，但我们依然想要知道"为什么"这个问题的答案。

这个问题在科学上唯一可接受的答案就是演化论。为什么炎症会导致抑郁？只能是自然选择的结果。从某种角度而言，对感染或任何其他炎症挑战的抑郁反应对我们的生存是有利的。我们必然从前人身上继承了已经经过若干代自然选择的遗

① 机器中的鬼魂是指一个物质实体所承载的意识或思想。英国哲学家吉尔伯特·赖尔在1949年的著作《心灵的概念》（*The Concept of Mind*）中创造了这个词，作为对笛卡儿的批评。——译者注

传基因，这些基因使我们更有可能从炎症的抑郁反应中受益。我想我可以合理推测一下，自己为什么看完牙医后会进入短暂抑郁，这是因为，我继承了帮助我的祖先从过去的感染中生存下来的基因。通过积极地杀光任何传染性细菌，并指示我在治疗期间待在床上保存体力，这种遗传基因也很可能帮助我从根管治疗的轻微创伤中恢复过来。

当然，神经-免疫学和免疫-精神病学这些新兴交叉科学真正的重要性，并不在于给了我一种不同方式来解释我为什么不喜欢看牙医。更重要的是在于，一旦我们开始建立起一套从身体通过免疫系统到达大脑和精神的路径——整合出炎症大脑的后二元论概念——我们应该就能找到处理精神健康疾病的全新方法。

这场革命不会在电视上播出

抑郁症、精神分裂症、自闭症、成瘾、阿尔茨海默病……精神病学家、临床心理学家和神经病学家们，通常会将这一长串令人悲伤的疾病视为"全在精神里"或"全在脑子里"。让我们想象一下，假设我看完牙医后第二天并没有恢复去工作，而是变得越来越孤僻和忧郁，直到妻子最终说服我去看医生。接下来会发生什么呢？我的全科医生可能会问我一些关于我精神状态的问题，然后提供心理治疗（解决我的死亡困惑）或抗抑郁药处方（根据理论纠正我大脑中血清素或其他神经递质的失衡）。医生不太可能问及太多根管手术的诊断意义。几乎可以肯定的是，他不会要求进行血检来测量细胞因子水平，也不会要求检查我是否有因炎症而产生抑郁反应的遗传风险因素。很难想象他会推荐消炎药（如阿司匹林）而不是抗抑郁药（如百忧解）给我服用。从各种可能看来，我会被"理智而称职"地按照传统方式对待，好像我的情绪与我的免疫系统无关。就像我以前对待 P 夫人一样。

从科学上来讲，关于炎症和抑郁之间的因果关系仍有很多问题需要解决，但两者之间的联系是毋庸置疑的。那么，为什么我如此确信，医生会对我的免疫系统漠不关心呢，即便我向他咨询过牙科术后产生的抑郁？部分答案在于，医学是一个保守的、高度规范的学科。实践上的变化落后于生物科学概念上的进展好几十年的情况屡见不鲜。有时医学前进的速度比预期的要慢，双螺旋结构对现实生活的影响就是其中一个很好的例子。

沃森和克里克在 1953 年发表了脱氧核糖核酸（DNA）的结构原理，开辟了遗传科学和分子生物学的全新领域。这是形成当今生物学正统学说的一个关键转折点。该学说认为，遗传信息由 DNA 分子序列编码，而不同 DNA 序列通过精确地将数十万个氨基酸串联在一起，来指定不同蛋白质的组装方式。因为蛋白质是人体中一个非常庞大而多样化的分子群——包括抗体、细胞因子、酶和许多激素——我们对蛋白质合成是如何通过 DNA 遗传来控制的这一科学事实的更深入理解，被普遍地认为是生物学史上最重要的进展之一。

大约 50 年后，当比尔·克林顿总统在 2000 年 1 月白宫举行的仪式上庆祝人类基因组测序启动时，他带着千禧年的无限乐观对此发表了意见："毫无疑问，这是人类绘制的最重要、最奇妙的图谱"。他把这视为一项有可能以非凡规模和速度实现医学突破的科学进步。"现在可以想象，说到癌症时，我们孩子的孩子只会知道这个词的含义是星座。"[①] 到了今天，在比尔·克林顿说这些话近 20 年之后，他已经是一位年迈的祖父了，但我们还远没到把这个词仅仅用于占星术的程度。在2018 年的英国国家医疗服务体系中，遗传学对一些白血病或乳腺癌患者的生死存亡已经产生了影响——由于有幸拥有了一个基因图谱，使得他们更有可能对新抗癌药产生反应。但是，要让遗传学的治疗潜力在整个卫生服务领域发挥作用，还需要许多代人的努力。

因此，在实践中，预见到免疫-精神病学将缓慢地发展是合理的。在 2018 年的英国国家医疗服务体系中，免疫学无论对抑郁症、精神病或阿尔茨海默病患者都没有任何影响。对于抑郁症，目前还没有主要作用于免疫系统的许可药物或其他治疗方法。不过，对于高水平社会压力在多大程度上会增加身体

---

① 癌症和巨蟹座的英文都是 cancer。——译者注

炎症，则有了一些引人注目的新发现。越来越多的证据表明，那些在童年经历过逆境或虐待的人更有可能在童年和成年时患炎症。同样越来越清楚的一点是，有炎症的抑郁症患者使用传统的抗抑郁药物治疗效果也不佳。但是，目前还没有一种众所周知的方法可以让医生或其他心理健康从业者利用这些新知识来帮助抑郁症患者。在我的全科医生能够为抑郁症提供免疫治疗之前，我不会指望他花太多的时间，用一种新奇的免疫学方法来思考抑郁症状从何而来。

就个人而言，我希望这种情况会发生改变。可以想象，在未来，精神疾病和身体疾病之间的分界线将被重新划定，400年来的二元论诊断习惯将被打破，免疫系统将在我们思考、治疗抑郁症之类心理和行为症状的实践中处于更中心的地位。在未来 5 年左右的时间里，这个方向上可能会出现一些决定性举措。历史的教训是，医疗革命并非好的真人秀节目[①]。但在日常医疗实践的表面下，有一股科学变革的潮流，它会改变我们应对抑郁症和其他精神健康障碍的方式。这便是本书背后的理念。我们可以从旧式的两极分化的观点——即抑郁症都存在于大脑或思想中——转变过来，认识到它也根植于身体，把抑郁看作是整个机体或人类自身在充满敌意的世界中的生存挑战反应。

---

① 这里指的是不会像真人秀节目那样一下子给人一个很夸张可见的效果。——译者注

第二章
免疫系统的工作

　　为了形成这种思考抑郁症的新思维方式，我们必须从一个陌生的地方开始：淋巴结、脾脏和白细胞的领域。这是免疫学的领域，是解释炎症机制及其基本原理的免疫系统科学。幸亏有免疫学，我们知道了炎症是免疫系统被激发起来抵御敌人，以保护我们时发生的。

　　处理炎症一直是医学的核心，当我作为一名医生接受培训时，一直努力学习临床免疫学，直到 1990 年左右转向了精神病学领域才告一段落。等到我再次翻阅免疫学课本或论文时，已经到 2012 年了，直到那时，我才真正对其间所发生的事情感到震惊。

　　21 世纪的免疫学是建立在我在 20 世纪所学的一些相同的基础知识之上——一些教科书上的图表的框架是一样的——但在各个方面，这幅图现在更加详细和复杂了。人们发现了一些全新的东西。一些古老的确定性已被摧毁。这个新的、仍在增长的免疫学在科学上和治疗上都呈现出前所未有的强大。特别是，对我们来说，它使我们能够以不同的方式思考免疫系统、大脑、行为和精神状态之间的联系。你身体的炎症状态，你的免疫系统受到威胁后的唤醒水平，会直接影响你的感受以及想法。更科学地说，身体的炎症会导致大脑工作方式的变化，进而导致情绪、认知和行为的变化，我们把这识别为抑郁症。

炎症与感染

为了从根本上了解这是如何工作的，让我们从人体的基本构件——微观细胞开始。它们有数百万种不同的种类，每一种都有不同的功能。神经细胞构成了大部分的神经系统，白细胞构成了大部分的免疫系统，内皮细胞构成了心血管系统中动脉和静脉的内层。白细胞可以进一步细分为更特殊的免疫细胞，如巨噬细胞、淋巴细胞和小胶质细胞。这些细胞是免疫系统中的"顶级角色"（图1）。

蛋白质是构成细胞的基本物质，人体中有数十亿种不同的蛋白质，每一种蛋白质都是根据我们从父母那里遗传下来的DNA密码构建的。所有的抗体和酶都是蛋白质，还有细胞因子和许多激素（如胰岛素）也是蛋白质。许多蛋白质充当生物信号，通过识别并与另一种被称为受体的蛋白质结合，在细胞内或细胞间传递信息。这个由系统、细胞、蛋白质和DNA组成的生物层级就构成了一个有机体——例如人类，正如我们中的一个。不可避免地，人类自身会受到非人类有机体的攻击，比如细菌，它们统称为抗原或非我。炎症是免疫系统保护自我免受非我伤害的作为。

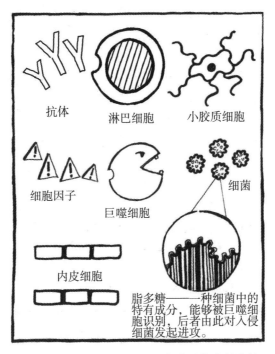

图1 免疫细胞。图中展示了免疫系统中的关键角色。巨噬细胞是大型吞噬细胞，吃掉细菌并产生细胞因子或炎症激素，它们在人体内无处不在。小胶质细胞是位于大脑中的巨噬细胞。淋巴细胞产生抗体帮助巨噬细胞抵抗感染。内皮细胞构成动脉和静脉的内层。

自古以来，我们就对炎症有所了解。第一个被认可的说法来自一位名叫塞尔苏斯的罗马医生，他在医学界曾经声名赫赫，以至于在他死后 1500 年，中世纪欧洲一位喜爱自吹自擂的医生给自己想了一个他认为最响亮的商业艺名：帕拉塞尔苏斯（Paracelsus，意思是超越塞尔苏斯的人）。

正是塞尔苏斯最早将炎症描述为一种综合征，一组诊断性症状和体征：发红、发热、肿胀和疼痛。他认识到炎症往往是在受伤之后发生的。因此，如果一个人的手被刺伤，受伤的部位会变得热、红、肿、痛（图 2）。手开始急剧发炎——这一点在临床检查中已经很清楚了，从那时起，急性炎症的概念就一直在医学上使用。直到现代，其中一些关键的机械论问题才得到了明确的解决：身体如何以及为何会以这种特殊方式对伤害做出反应？

免疫学已经非常精确地回答了这些问题。我们现在可以看到，数百种蛋白质是如何在复杂的信号通路中相互作用，将创伤刺激转化为炎症反应。我们可以一步一步地阐明一个因果关系的分子链，它解释了对于损伤的炎症反应是如何扩张局部血管，让更多的血液流入受伤部位，从而导致了古老的发热症状。我们确切地知道炎症是如何使血管壁变得更具有渗透性，从而使更多液体离开循环系统，积聚在手部的肌肉和其他组织中，导致典型的肿胀症状。我们现在知道了关于免疫系统是如何产生炎症反应的以上细节，还有其他一些生物学细节，并且也知道了这是为什么。

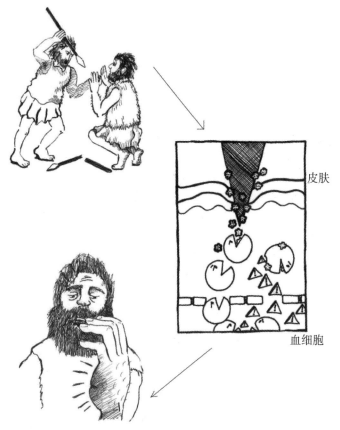

图2 炎症。（从上往下沿顺时针方向）从最早的人类时代起，战斗和冲突就一直是身体受伤和感染的常见原因。到了现代，免疫学已经解释了人体如何对刀具造成的外伤和有害细菌入侵作出炎症反应。巨噬细胞会吞噬污染刀锋的细菌，并将细胞因子释放到血液中，吸引更多的巨噬细胞涌向受伤区域，压制细菌，成功保护自我免受非我的伤害。免疫系统的这些微观工作解释了急性炎症的典型症状和体征——受伤的手变得肿胀、发红和压痛。

炎症和免疫是让我们在这个充满敌意的世界中存活的关键。而那些很不幸在出生时就免疫系统功能不全（由于一种罕见的基因突变）的人，往往活不了多久。没有一套免疫系统，我们很容易成为敌人的猎物。周遭环绕的，都是像塞尔苏斯这样的古代医生根本看不见的敌人：虫子、病菌、病原体、病毒、细菌、蠕虫、原生动物和真菌。一长串的微生物，都是通过感染我们而成功演化的。一般来说，它们的成功就等于我们的失败。

如果刺伤手的刀是脏的，或者即使它是通常意义上的干净，但未经过严格消毒，刀片上也会覆盖有细菌。被刺伤的手会被刀上的任何一种细菌感染，一旦细菌舒适地驻扎在手上，它们就会开始猛增，以惊人的速度繁殖。这对我们有什么影响呢？在一定程度上，结果取决于刀子上的细菌种类。世界上有数百万种不同的细菌，它们对人类的危害也不尽相同。

让我们来假设其中污染刀具的细菌之一是破伤风梭状芽孢杆菌。这就可能会把轻伤变成死因，因为这种菌——正如你可能已经猜到的那样——会引起破伤风。从更理论的层面来说，它会产生一种毒素进入神经系统，扰乱神经细胞兴奋和抑制之间的正常平衡。中毒的神经细胞变得异常兴奋，不停向肌肉发送信号，导致肌肉在长时间痛苦的痉挛中收缩。第一个症状是典型的锁颚。正常情况下能够张合的肌肉变得永久收缩，导致嘴不再能张开：患者再也无法说话、吃东西或喝水。同样，面部肌肉的强直性痉挛会使嘴角上扬，因此，即便患者正遭受着剧痛，逐渐痛苦地瘫痪到不能动弹和死亡的地步，也会带着一种温和愉悦的固定表情，一种讥讽的微笑。

所以，这就是我们一直以来面临的问题。我们不断地受到危险敌人的进攻。正是免疫系统保护着每个人（自我）免受外来生物（非我）所发动的生物战的伤害。免疫系统的组织有一些关键特征，使得它能够出色地承担这一至关重要的防御角色，这些特征包括：位置、沟通方式以及快速反攻和学习的能力。

尽管免疫系统很神奇，它也不总是有效，而是会犯错。当免疫系统正确时，它能出色地抵御疾病。但当免疫系统出错时，它就会变成一个疾病的起因，而且让你病得十分严重。我们先从好的方面开始讲讲这个。

位置，位置，位置

位置对免疫系统非常重要，而且免疫系统分布在很多地方。我们知道大部分神经系统都集中于头部，大部分呼吸系统都包裹在胸腔里，但免疫系统可不是这样。你不能指着你身体某个部位就说"我的免疫系统在那里"。免疫系统没有固定位置，因为它无处不在。

它必须无处不在，因为传染攻击可以来自任何地方。病毒和细菌可以通过多个不同的途径感染人体——有些会穿透皮肤，有些则通过肺部或肠道。任何介于自我与非我、身体与外界之间的表面，都容易受到攻击，所有这些表面都是敌对的"非"我分子（如破伤风梭菌）与自我周界防御之间生物战的前线。

全身分布最广、保卫着大部分外围区域的免疫细胞被称为巨噬细胞。这是一个 19 世纪时出现的单词，由两个古希腊语词根组成：macro 意为"大"，phage 意为"吃"。你可以把巨噬细胞想象成一个吃了很多的大细胞（图 1 和图 2），其经常会吞吃的东西就是细菌。它通过将有害细菌包裹在膜中并通过酶消化，从而消灭敌对细菌。巨噬细胞是一种极其有效的杀戮机器，但它对付感染最强大的武器也是短程武器。要吃掉细菌，显然巨噬细胞必须与之有直接的物理接触。因此，一个单核巨噬细胞只能在其有限的半径内（几毫米）立即处理细菌感染。为了保护整个外围，数以百万计的巨噬细胞必须像边防警卫或百夫长那样驻守，每一个都守卫着一丁点儿局部组织，战略性地集中在最有可能被攻击的位置。

肠道是对抗感染的主要战场。为了从食物中吸收营养，肠道内壁必须相对较薄，并能与外界"相通"。它不能像皮肤一样被一层坚硬的角蛋白加以物理保护，却要持续暴露在浓稠的"细菌汤"和消化程度不一的食物中。这些东西每天都要经过我们的肠道。肠道壁不断被细菌渗透，但它也被大量的巨噬细胞持续保护着，这些巨噬细胞密集地分布在口腔到肛门地带。

类似情况也存在于肺部、生殖器和泌尿道、眼表等处：在身体直接暴露于外界的任何地方，都找得到巨噬细胞，它们随时等待问题的出现。但无论前线的防御多么有效，一些细菌难免会时不时地突破成功。它们会设法避免被立即吃掉，它们会增殖，通过血液和淋巴的体内循环而扩散。为了对重要的内脏器官提供额外的保护，巨噬细胞还驻扎在脾、肝、脑、肾、肌肉、脂肪组织和骨骼中。最关键的一点就是，免疫系统（至少以巨噬细胞的形式）无处不在（图3）。

沟通：媒介即信息

免疫系统防御策略的下一个关键要素是沟通。要作为一个单一、集成、适应性的系统来发挥作用，巨噬细胞个体们必须相互协调。这是数百个孤立的百夫长和整个罗马军团之间的区别。关于免疫细胞如何相互沟通的科学一直是最近免疫学爆发性发展的核心。

我们现在知道，巨噬细胞与免疫系统其他部分的通信方式主要有两种：一种是直接与另一个细胞接触；另一种是分泌细胞因子，这种蛋白质可以在体内自由移动，并向许多细胞发送信号。细胞间的联系机制对于交流有关特定敌方分子的具体信息最为有用。细胞因子分泌机制则更适于传播关于感染的当前状态或炎症反应的更普遍化信息。

细胞因子从巨噬细胞分泌进入到血液中，犹如炎症激素一般在体内循环，然后与其他巨噬细胞表面的特定受体结合，向它们发送信号，使其更加红肿或发炎得更厉害。巨噬细胞可以存活几十年，在其生命的大部分时间里，都会安静地独自待着，守护着肠道或皮肤上那一小块组织，等待着事情的发生。然后，突然间，某些事发生了。邻近区域正受到一股迅速增殖、可能压倒一切的敌对势力——细菌的入侵。巨噬细胞需要向免疫系统的其他部分发出警告，而不是立即逃离它在前线的位置。它通过释放强大的细胞因子信号来寻求帮助，这些信号可以迅速地扩散到血液中，向身体里其他的免疫细胞发送警报，给出备战信号，那些细胞可以通过它们表面的细胞因子受体接收到信号。巨噬细胞对其他同伴在需要帮助时发出的细胞因子信号高度敏感。炎症细胞因子唤醒了沉寂中的巨噬细胞，让它们离开往常待的地方，向炎症信号的来源移动，以支持它们的同伴。

举个细胞间通信的例子，让我们回想一下被刺伤的那只手，假设伤口被感染了，引发了局部炎症反应，所以手就会变得红肿。几天后，在发炎的手同一侧的腋窝也会有些肿胀。其他类似的情况你可能也经历过，像是严重的喉咙疼痛（咽部局部炎症）几天后，脖子就出现肿胀。通俗地说，就是你"腺体肿了"，用医学术语来说，就是淋巴结肿大。如果手被刺伤，那么腋窝淋巴结会肿大；如果喉咙痛，那么颈部淋巴结会肿大。

发生这种情况的原因是淋巴结为免疫细胞提供了一个集中点或枢纽，让它们在这里聚积，通过直接接触来交换信息。手感染后腋窝淋巴结会肿大，因为许多巨噬细胞已经成功地与敌方细菌相遇并战斗过了，接下来它们会退离前线去往最近的淋巴结（手对应腋窝，喉咙对应颈部）。这些巨噬细胞涌入邻近的淋巴结，并不是逃避战斗，而是要作为一个整体向免疫系统报告。它们正在传达有关敌人性质的重要而详细的情报。其中每一个都携带着它们吃下和消化过的细菌的小块蛋白质，这些"非我"侵入者碎片，通常也被称为抗原。不同的巨噬细胞随机携带不同的（抗原）片段，挤到淋巴结中寻找另一种免疫细胞——淋巴细胞，后者能识别抗原拼图并知道如何应对。巨噬细胞在淋巴结中打转，与一个接一个的淋巴细胞进行短暂接触，直到它们真的撞到一个——也许是唯一一个——可以读取自己从前线带回总部的敌人信号的淋巴细胞。如果说巨噬细胞像百夫长，那么淋巴细胞就更像一个将军。或者，如果你更愿意把巨噬细胞想象成一个机器人执法者或机械战警，那么淋巴细胞更像是一个特工或间谍。

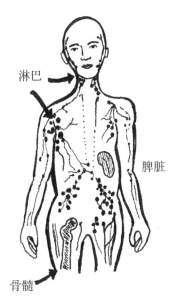

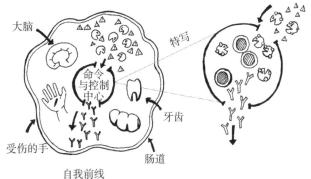

图 3　免疫系统。我们可以从解剖学上审视免疫系统：它在哪里？腋窝和其他部位的淋巴结通过淋巴管的分支网络相互连接，使免疫细胞在体内自由循环并进入血液。血液中的免疫细胞称为白细胞。脾脏用来储存免疫细胞，骨髓对于制造新的免疫细胞很重要。

一旦发现合适的淋巴细胞可以报告，巨噬细胞就将和它绑定几天，通过"简报"来给它传递抗原的详细信息，在淋巴细胞决定采取行动之前，通常要对最初由巨噬细胞触发的免疫反应进行升级或多元化扩增（图 3）。

免疫细胞之间的直接接触对于详细了解抗原（敌人的本质）至关重要。其过程也很耗时（所以感染后，淋巴结需要几天时间才会肿起来），有碰运气的成分（细胞间的大多数接触不会导致信息传递），并且需要特定场所（细胞主要在淋巴结内相遇，淋巴结集中在腋窝、腹股沟、颈部和胸腔、腹腔的中线；也会在像扁桃体和腺样体这样的淋巴组织块中相遇，它们遍布整个消化道。细胞还会在脾脏、骨髓和胸腺中相遇）。这些有时也被称为免疫器官（图 3）。我们可以把它们都看作指挥和控制中心，免疫细胞聚集在此，面对面地相互交流当下前线的危急状态，以及如何应对。

快速地反击和学习

免疫系统有一种天生的能力，它能对任何它认为是非我、具有潜在危险的事物进行探测并产生极端排斥。这种快速的反击功能尤其依赖于巨噬细胞前线部队，它们经过演化，训练有素，能对感染的最初迹象作出非常迅速和有力的反应。

反应的速度很重要，因为细菌和病毒——这些敌人——增殖得很快。一个破伤风梭菌可以在 20 分钟内变成两个，而且这个数字每 20 分钟就会增加一倍。按照指数增长的可怕逻辑，一个细菌可以在几小时内变成数百万个细菌。免疫系统需要速战速决——或者至少削弱敌人——在力量的天平决定性地倾向入侵者之前。

因此，前线每一个巨噬细胞都要能够迅速决断：是己非己，是友是敌？它需要自主地做出决定，而无需与其他细胞进行任何耗时的协商。但是，如何才能指望它对一种不可预测的、也许是前所未有的威胁作出如此迅速和果断的反应呢？在这个充满敌意的世界里，存在着数以百万计的不同类型的细菌和病毒，在此之前，没有哪个单独的巨噬细胞和它们都遇见过。但所有的巨噬细胞都继承了祖先的智慧，与生俱来就能在第一眼认出一个从未见过的敌人。

自从 15 万多年前智人演化成为一个独特的物种以来，人类与细菌之间的生物战就一直在激烈地进行。哺乳动物和细菌之间、多细胞生物和单细胞入侵者之间的战争已经持续了上亿年。纵观整个生物史，演化有一条铁律：适者生存。能繁衍并将其基因传给后代的祖先，通常也是能在感染中存活下来的那些。即便最轻微的有助于抵抗感染的基因突变也会被自然选择。通过一条漫长而曲折的随机基因突变和无情自然选择之路，你的巨噬细胞一直在被训练着检测和应对那些威胁。即便在你这辈子的几十年里可能从未遇到过，但你的祖先会在一个演化谱系里遇到它们并存活下来，这个演化谱系可以追溯到生物时代开端。

举例来说，你可能从来都没去过非洲。然后有一年你去那里度假，你的免疫系统，尤其是肠道里的免疫系统，突然暴露在了大量陌生的外来细菌中。由于这种生物威胁巨大，对你来说又非常陌生，它可能是致命的。但好在演化进程中，你的免疫系统学会了一些关于细菌的、非常有用的东西。你可以认为你的巨噬细胞已经被自然选择预先编程过。它们预装了先进的软件，用于即时检测和杀死许多不同的细菌。

巨噬细胞知道，无论在非洲还是在美国，大多数感染肠道的细菌都有一些共同点，即相似的生化结构——一层坚硬的外壁，以保护它们不被肠道消化，这层外壁由一种叫作脂多糖（简称LPS）的分子组成。很关键的一点是，我们或者我们的哺乳动物祖先都无法在体内制造脂多糖。它只能由细菌产生。因此，这是一个非常可靠和方便的指示，表明朋友和敌人之间的分子差异。如果细胞外表面有脂多糖，那么巨噬细胞无须再知道关于它的其他任何信息——单凭分子"条形码"或模式就足以表明这不是自己的细胞，它一定是敌人的细胞，必须被摧毁。我知道这一点，是因为在免疫学课本上读到过。而肠道中的巨噬细胞"知道这一点"，则是通过自然选择。

巨噬细胞识别和消灭敌人的过程非常快，这是对自动模式识别的一种算法响应——发现目标就扫射。你体内每一个巨噬细胞都经过了演化的高度训练，配备了脂多糖条形码阅读器和其他设备，以实现先天免疫反应。这些在基因和分子机制中表达的祖传知识保护着我们，让我们第一次去非洲旅行时不像自己想象中的那么无知。

免疫系统不仅与生俱来就带着关于敌人的知识，它也足够聪明，能在有生之年获取或学习有关敌人的新知识。免疫学习最常见的例子可能就是免疫接种。比如说去非洲度假之前，因为我知道在热带国家染上破伤风的风险增加了，所以决定去接种破伤风疫苗。这意味着我自愿注射一种被弱化的细菌。假如我在野外第一次遇到这种细菌，它可能会要了我的命。那么，从免疫学的角度来看，接下来会发生什么？

在接种疫苗后的头几小时或几天内，注射部位可能会有一些疼痛和肿胀。这些典型的炎症信号表明，局部巨噬细胞对故意注射进来的潜在抗原、激发性的非自身细菌产生了固有免疫应答。但这只是疫苗接种的副作用，而非其主要目的。疫苗接种的目的是刺激免疫系统的淋巴细胞产生抗体，即专门用来识别抗原并与之结合的蛋白质。由于这些专门用于识别破伤风抗原的抗体已经被选中进行大规模生产，并且一旦开始生产就会持续数年，所以我的免疫系统为下一次遇到破伤风梭菌做好了双重准备。除去巨噬细胞那"发现目标就扫射"的先天免疫防御反应，我还获得了一条额外的防御线。在我有生之年，我的免疫系统学会并记住了一些关于这个世界的东西：它已经适应了。我的淋巴细胞从疫苗接种中了解到破伤风梭菌的存在，确认这是一个真正的威胁，它们需要通过不断产生抗体来保持警惕。

自动免疫：负面的产物

到目前为止，我已经把免疫系统描述得像一支强大的防御部队，一个完全可靠的盟友，通过数百万个成员细胞之间清晰的通信线路来管理它无所不在的站点，以协调复杂的快速反击和自适应学习程序，帮助我们在这个满是虎视眈眈的微生物的世界中生存。以上全属事实，但并非事实的全部。真相是，免疫系统也有阴暗的一面。

我之前用战争来比喻炎症，这可能会促使你认为免疫系统总会赢得炎症战争，就像现代高科技军队也被认为应该赢得军事战争：通过先进情报锁定目标，进行干净利落、外科手术式的打击。但事实上，炎症战争和军事战争一样，不可避免地会对无辜旁观者造成巨大的连带伤害；免疫系统的武器就跟枪和导弹一样，可能被指向错误的方向，造成友军伤亡。

巨噬细胞在执行一个严密的程序，以搜寻和消灭生物外来种，这些外来种可以通过像是脂多糖这样的分子条形码被发现。当它们吞噬掉入侵的细菌时，会向周围组织中释放大量的消化酶和细菌碎片。巨噬细胞排出的废气对无辜的旁观者——

比如骨骼、肌肉或神经细胞——是有毒的，它们恰好在细菌感染部位的附近，但不是免疫系统的主要成员。随着更多巨噬细胞被细胞因子信号召集到感染部位，炎症对局部细胞群的不利影响也会变得更大。激烈的巨噬细胞战争实际上类似于人类战争中的焦土战术或地毯式轰炸战术。在这两种战斗中，非参战者都可能受到巨大的连带伤害。巨噬细胞或许能防止手部伤口上的感染蔓延到整个身体，导致致命的后果。但如果感染不能清除，仅仅是被抑制，巨噬细胞大军在这些部位盘踞数月或数年，那么手上的正常、健康组织也将会永久退化。肌肉、皮肤和骨骼会遭到破坏，最好的情况也不过是被坚韧的纤维性疤痕所代替。巨噬细胞的防御可能会使伤者为了保命而失去使用手的机会。

当巨噬细胞不加选择地对周围无辜细胞造成连带伤害时，淋巴细胞的"友方火力"则更关注自我和非我的区别。免疫系统非常擅长做出正确的区分。但它并不总是正确的。有时，被巨噬细胞收集并运送到淋巴细胞的抗原，并不是细菌蛋白的碎片，而是人体蛋白质的碎片，即我们自身组织的分子片段。有时淋巴细胞错误地呈现这些自身蛋白质，就好像它们可能是敌人的条形码，然后可能错误地引导一个敌对的免疫反应来对抗它们自己。淋巴细胞不是产生对抗细菌和其他非自身抗原的抗体，而是开始大量产生对抗自身蛋白质的抗体，即所谓的自身抗体。

自身抗体的致病效果可能与针对细菌/病毒抗体的治病效果一样显著。对抗破伤风梭菌的"好"抗体可以保护我免于致命的破伤风感染，但是，对抗我身体的"坏"的自身抗体也会导致同样危及生命的疾病。有时，胰腺中产生胰岛素的细胞会被免疫系统的"友方火力"给吞噬。它们受到自身抗体的攻击和摧残，而胰腺中其他细胞却毫发无损。这一过程没有留下明显的疤痕，但有潜在的致命性自残行为。缺乏产生胰岛素的细胞，身体就会失去对血液中葡萄糖水平及许多其他方面正常代谢的控制，患者将患上糖尿病。过去，在胰岛素替代疗法被发明出来用于治疗糖尿病之前，许多患者很快会陷入昏迷，并因为免疫系统对自身的这种离散但毁灭性的攻击而死去。

* * *

但你可能会开始怀疑这些和抑郁症有什么关系。我讲了很多关于感染和创伤的话题，对情绪或精神状态却只字未提。所有这些关于白细胞、淋巴结、巨噬细胞和细胞因子的详细知识，是如何与精神健康产生关联的呢？

第三章
藏在众目睽睽之下

生病致郁

你还记得 P 夫人吗？那个患关节炎的女人，你也将陷入和她一样的抑郁，不是吗？当我回想起在英国国家医疗服务体系门诊所实习的那一刻，我被这种假设背后那个复杂的想法所震撼：你也会抑郁，不是吗？（如果你处在她的位置）换个啰嗦点的说法，这句话暗示着，P 夫人曾有意识地考虑过自己的处境。她知道自己得了类风湿关节炎，也知道病情正在无情地恶化，自己的身体将渐渐失能，不久就无法离开轮椅了。她当然可以预见到自己逐渐衰败的惨淡结局。知道这一点使她很沮丧。任何知道自己和她有着同样命运的人都会感到沮丧。

以上是当我向一位资深医师咨询关于她的抑郁-炎症联合症状时，他给出的理论分析。其中有些道理。知道自己生病了，或者病情可能会恶化，是令人沮丧的。这一点他说得没错。他虽未言明心里却认为，身体疾病导致抑郁的唯一可能途径是"老想着这个事儿"，这一点就不对了。实际上，如此就意味着 P 夫人的抑郁不属于他的问题。他是一名咨询医师，重点关注她的身体健康。而她的抑郁，是对身体疾病的正常心理反应，并不根植于她的身体，与关节肿胀的病理因素无关。这超出了他的专业范围，应该去找心理医生或牧师。总之，他无能为力。

诚然，这是一段个人见闻，但并非特例。P 夫人的经历中有两个方面是许多其他类风湿关节炎患者所共有的。首先，她的精神症状并不罕见。约 90％的关节炎患者都表示他们的主要问题是疲劳，其中约 40％的人感到抑郁。她产生了一种叫作"脑雾"——或者说很难清晰地思考和计划——的感觉，也很常见。在大型关节炎慈善机构和患者权益团体所汇编的"未满足的临床需求"列表中，心理症状占据着主导地位。在我看来，抑郁症和类风湿关节炎的结合是 P 夫人身上非常显著的表现，看来是一个普遍情况，即便很大程度上被忽略了。

她经历中的第二个方面，许多其他关节炎患者可能也认识到了，就是医生明显的漠然。这些被称为风湿病学家的专科医生，致力于类风湿关节炎病例治疗，最关注的是身体疾病的证据——对受损关节的功能磁共振成像扫描和血检。这是他们所接受的训练，并且非常擅长。而他们对心理或行为方面症状的关注要少得多。类风湿病学家通常根本不会去询问患者的精神状态、感觉或想法。如果患者自愿告知自己情绪低落、郁郁寡欢的精神状态，医生可能不知道该做什么，甚至不知道该说什么。因为他们当然不能对患者说出自己下意识的想法："是的，如果我是你，我也会很沮丧。"就像 P 夫人的咨询医师一样。

这是怎么回事呢？为什么一些事情如此普遍，对患者如此重要，却被医生如此本能地忽略了？为什么抑郁症和关节炎之间的密切联系隐藏在众目睽睽之下？这我就要怪笛卡儿了。

我思故我在，上帝和机器

勒内·笛卡儿是一位 17 世纪的数学家和哲学家，而不是一位类风湿病学家或免疫学家。然而，他的思想持续对现代医学产生了巨大的影响。此人在医学上最重要的哲学是二元论，认为世界上的事物分为两种，相应地，人类经验也分为两个领域。一个是外部的物理世界，在那里物体之间通过实验可验证的规则，机械地相互作用。一个是内在的精神世界，在那里主观的想法和情感构成了意识的内容或一个人的自我意识。每个人都被二元论一分为二。我们的身体属于物质的、客观的、无意识的领域，而我们的思想属于精神的、主观的、有意识的领域。

笛卡儿以一种奇特而独创的方式得出了这个结论。他从怀疑一切开始，要求自己去证实所知的关于这个世界的一切。他极度不相信感官信息是可靠的知识来源，因为在梦中，他的感官很容易被误导。当他醒来时会意识到，梦中所看到、听到和感觉到的东西其实并不存在。因此他问自己，那些自以为在清醒中睁着眼四处走动所看到的"真实"，如何就能比在睡梦中闭着眼所看到的东西更真实呢？怎么能确定周围的世界不是一个他还没有醒来的梦呢？

笛卡儿最终得出结论，这种极端怀疑中，能够留下来唯一确定的就是怀疑本身。当他无休止地、严格地、怀疑地思考他所知道的、他所不知道的、他所知道自己知道的、他所不知道自己不知道的……一切之时，笛卡儿只对一件事情深信不疑，那就是他正在思考。我怀疑一切，我不认为有任何事物是真实的，我认为这都是梦。我怎么想都可以。但无论对这个世界有多么怀疑或蔑视，我都不能怀疑正在怀疑的自我。"我认为我不是真实的"是一个悖论。如果我能对自己这么说，那么我就知道这句话是假。或者换一种说法，"我思故我在"，一定是真的。

这是他写下的最著名的一句话，但笛卡儿也常常被作为科学革命的主要缔造者和现代科学的奠基者之一被人们所铭记，他的名字与差不多同时代的伽利略和牛顿的名字一样响亮。然而，很难一下子搞清楚他声誉中的这两个方面是如何协调的。如果一个人得出了唯我论的结论，也就是除了自己的思想之外，什么都不确定，那么他怎么可能又是那个让世界走上科学知识之路、让所有事物都更加确定的人呢？这个问题的答案，可能会让你吃惊，那就是上帝。

笛卡儿是一个虔诚的天主教徒，他写作的年代正值宗教改革刚刚结束，宗教信仰在文化上更主流，争论也更为激烈。笛卡儿认为他是一个不朽的、非实体的灵魂，而正是这个灵魂激发了他的思想、他的怀疑，以及他的意识的其他分支，包括他与上帝交流的时刻。依照中世纪的推理线路，笛卡儿认为，对于完美而无限的上帝的宇宙观，是不可能被自己错误地创造出来或曲解的，因为上帝超越了他作为凡人的有限想象力。如果上帝不存在，一个人就不能想象上帝。像他笛卡儿这样具有高级理性的人，通常都能构想出上帝来，这一事实就证明了上帝的存在。他对仁慈的上帝的信仰是不言自明的：上帝不仅是真实的，而且必须是真实的。

而且笛卡儿相信，上帝会仁慈地保护他，以及像他这样的人，只要他们能够尽可能努力地、批判地使用自己的心智去理解事物，就不会让他们犯错误。正是上帝让笛卡儿能够去了解世界上的其他事物，将他从只知道"我思故我在"的孤立状态中拯救出来，并打开了他对实验性科学的思路。

当笛卡儿用数学来定义控制事物表象的抽象物理机制时，他开始把世界看作一台机器。人体也被他视为一台机器，由许多元件组成——如神经、血管和肌肉——它们遵循物理定律互相作用，同样的物理定律也支配着动物和非生命机器的运行机制。笛卡儿曾说，物理学是科学知识之树的主干，元物理学（又名上帝）是它的根，其他所有科学都是这棵树主干上的分支。可以说，笛卡儿是第一个将身体视为一台物理机器的人，并且对此进行了有力的阐述。从那时起，生物学和医学科学的全部非凡成就都建立在这一基础观点之上。

当然，在那个时候，笛卡儿并不知道人体内究竟发生了什么。理解人体机器是如何制造的是解剖学的事情，实际上这意味着解剖人体尸体。至少在过去的 2000 年里，由于宗教原因，这是被广泛禁止的。直到笛卡儿出生的前 100 年，以现代眼光来看还算精确的心脏和大脑解剖图才开始出现。理解人体机器是如何工作的则是生理学的事情，这方面的认识则处于一个更原始的状态。17 世纪，内科医生威廉·哈维（William Harvey）刚刚发表了第一个关于血液循环的正确理论，与此同时，笛卡儿错误地提出了一个假设，认为血液是通过某种方式加热至膨胀而从心脏排出的。

如今看来，笛卡儿式人体机器草图细节上似乎充满错误和荒谬，但在适用范围里，它们仍显得雄心勃勃。与我们现在所知道的相比，笛卡儿可能对身体机器几乎一无所知，但他坚信一切都是可知的，所有的动物生命最终都可以由身体的物理机制来解释。对于动物来说，这很简单。它们没有灵魂，只是机器而已。但对于人类来说，事情就没那么简单了。身体的机械论物理学不能解释关于人类的一切，因为这将排除灵魂的元物理学。对于笛卡儿来说，灵魂是被上天赋予的，它是真实的，而且必须是真实的。所以他被迫妥协，必须有一个身体机器，也必须有一个灵魂，两者必须结合起来才能成为一个人。但是灵魂做了什么，是肉体不能做到的呢？灵魂在肉体中处于什么位置？两者又是如何相互作用的呢？

笛卡儿努力回答过这些问题，却从来没使自己满意过。高超的智商和神圣的交流当然是精神上的，但情感和记忆呢？它们能否是完全动物性的，最终可以用物理定律来解释呢？灵魂的身体位置也很难在解剖学上精确定位。笛卡儿考虑了许多可能的"候选者"，最终定位在了松果体上，这是人类大脑中一个小而鲜为人知的结构，正被解剖学发现不久。笛卡儿喜欢松果体的外观，因为它单一，且处于中心，而大脑的大部分组织是对称的。大脑有左右两个半球，大部分组成部分在两个半球都是重复的，都不适用于作为灵魂的栖居地，因为灵魂具有独特和不可分割的性质。当然大脑中还有其他一些单一结构，比如垂体，也可能为灵魂提供合适的居所，但笛卡儿更喜欢松果体，因为他认为松果体会动。

这些解剖细节"虚弱"地支撑起了他关于肉体和灵魂如何相互作用的机械理论（图4）。他设想"动物精神"可能从血液渗透到松果体，眼睛所探测到的视觉场景也投射到松果体的内壁上，在那里被有意识地感知到。所以松果体是一个身体机器可以与灵魂对话的地方。笛卡儿还设想松果体的运动可以为灵魂控制身体提供一种机制。他认为松果体就像一种阀门或水龙头，一直处于活跃状态，通过引导精神通过神经流向身体肌肉来控制行为。

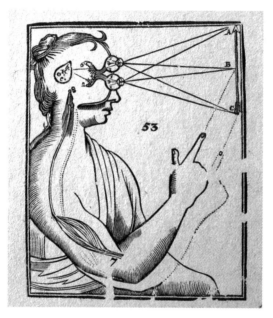

图 4　一位女士试图解释人类身心的松果体理论。这是笛卡儿的最后一部倾尽心力的著作《论人》（*Treatise of Man*）中的一幅图，展示了一支箭上面的光线被眼睛的晶状体所折射，发出一个视觉信号，通过视神经（从每个眼球后面发出）传递到松果体，也就是那个画得像水滴或松果形状的玩意儿，并大致定位在你会认为是她右耳的位置。这里面反映的光学和几何学是顶尖水平的。将视觉刺激与生理回路的运动反应联系起来的想法，在当时也是非常先进的，接近 19 世纪的神经反射概念。但即使以 17 世纪的标准来看，大脑的解剖结构都极其糟糕。松果体被画错了地方，比它实际尺寸大约大上 10 倍，与大脑其余部分完全不相连，仅通过纸上的墨线与眼睛、肌肉相连。灵魂的位置已经被命名，但尚未确定。

这一立场大致标志着他 20 年来非凡智识之旅的结束：从怀疑，到"我思故我在"，通过上帝回到世界机器，最终抵达了无论从概念上或是解剖学上都略显笨拙的"机械降神"论，亦即机器中的上帝，被认为才是一个人类。如果对自己的思想从不加以怀疑的话，那么笛卡儿什么也成就不了。他知道二元论提出的问题和解决的问题一样多，也仍在努力解决这一点，但他突然就去世了。

笛卡儿是一个衣食无忧的人，他继承了大笔财产，因此不会为经济所迫去做不想做的工作。他更喜欢独居，经常变换住址以保护自己的隐私。后来，他始料未及地发现自己不得不给瑞典女王上哲学课，每周要上三个早班，从 5 点到 10 点，而这个时间段他自然更愿意躺在床上思考问题。在斯德哥尔摩一个寒冷黑暗的二月里，他的胸部受到感染，不到十天就死了，享年 54 岁。几年后，他的最后一部却没有定论的作品发表了，主题是探讨身与心。这个问题在他之前并不曾那么清晰地存在，是他发现了这个问题，但没有解决。

一道长长的阴影

我们现在知道，笛卡儿二元论的细节在最初形式上就是错的。松果体在人体机器中所扮演的角色，要比它在笛卡儿设想中所扮演的关键的、动态的角色卑微得多。它是一个"生物钟",对日光的日周期和季节周期敏感,维持着24小时昼夜节律,也是生理系统的一部分。虽然重要,但松果体并非宇宙的意义。它不怎么动,不能控制经过心室的液体流动,更不能连接到身体中的每根神经纤维,进行精神协调。如果松果体因疾病而遭受破坏或损伤,患者可能会抱怨睡眠-清醒周期被打乱,但他不会有脱离身体的意识,一种纯净、未知或未被物质世界中任何东西污染的精神状态。

如果二元论只是一个普通科学理论,那么鉴于笛卡儿提出的松果体作用与其实际行为之间的不匹配,它早就该被决然地驳倒了。然而二元论经久不衰,原因便在于,与其说它是一种科学理论,倒不如说是一种思想——甚至可以说是一种意识形态——关于人类经验的哪些方面在科学上是可驾驭的,因此在医学上它是被遵从的。

笛卡儿的人体机器观在医学上占据了主导地位。人们有一个共识,即人体由原子、分子、细胞和器官组成。我们可以用毫米和秒等单位来测量它,可以预期它遵守普遍的物理定律,并能与其他动物的生物结构和功能相媲美。所有这些,都使它在科学上易于处理。它可能还没有被科学地理解到每一个细节,但没理由认为在未来它不会得到更多了解。历史上,随着对身体有了更深入的科学认知,我们在与疾病的斗争中,也赢得了一些治疗战役的胜利。在有关二元论的身体方面,我们可以感受到医学上的控制和进步。

但是，根据二元论的定义，人类状况的另一面却别有一番景象，与现代科学和医学思想不同，呈现出令人尴尬的境况。笛卡儿在精神方面底气十足地谈论它，可那已经是 400 年前的事了，在那个时候，宗教理想主义仍渗透于欧洲文化之中。笛卡儿还认为他需要上帝来保护自己，免于陷入实验的误差，但接下来几个世纪里，人类取得的辉煌科学成就让我们更加相信自己了。我们现在有信心（有充分的理由）认为，有了足够的逻辑和技术安全的保障，可以在不受上帝庇护的情况下做科学研究。我们普遍在这一点上达成了一致——那就是上帝与科学无关，科学也与上帝无关。那么我们到底应该怎么对待笛卡儿机器中的上帝呢？

我们可以把它叫作心灵、心智、意识或无意识，而不是精神或灵魂。甚至可以随便叫它什么，但它仍然不存在于物理空间。目前还不清楚应该如何测量它，如果它能被测量的话。我们没有理由期望它会遵守物理定律，或者其他动物有类似于人类思想的精神或心理经验。而且，在松果体理论不体面地破灭之后，人们仍然不清楚这种精神事物该如何与身体或大脑相连。因此，所有这些都使得心理领域在科学上显得很棘手，现在如此，将来也一样。我们无法在显微镜下观察心灵，看不到其机制的组成部分，因此不能期望能像治疗身体疾病一样有效地治疗心灵疾病——如果可以用"治疗"这种词来表达的话。

无论我们多么欣赏他的怀疑论，并为他革命性地把人体看作机器的观念而叫好，笛卡儿还是给我们遗留了一个医学科学尚未攻克的难题。在笛卡儿医学中，心灵和身体是不一样的，属于不同种类的东西，我们仍然不知道它们是如何相互联系的。身体是医生的领域，通过物理学和其他科学都能了解它。而心智则是精神病学家或心理学家的领域，只能通过内省的猜测或行为的推断来了解。2018 年，英国国家医疗服务体系仍按笛卡儿线路规划。患者非要通过不同的门，进入不同的医院，见不同科的医生，去分别咨询他们被二元论分裂的身体和心灵。

当我在英国国家医疗服务体系中的类风湿病诊所询问 P 女士的精神状态时，我无意中跨越了哲学和组织的分界线。老医生试图纠正我的错误。P 夫人的抑郁与她的关节病无关：怎么可能有关呢？这一定是某种"心理反应"，某种"致命的恐惧"，某种对她所面临的残酷现实——逐渐失能——的合理反应。她只是想得太多了：想到自己离必须使用助行架乃至轮椅的时间期限已经越来越短。你可能会说，我思故我悲。她的抑郁是心理上的。谁能责怪她呢？你要是处于这状况也会抑郁的，不是吗？

P 夫人的普遍性

我与 P 夫人的会面发生在 1989 年。近 30 年后，已有一种截然不同的方式可以用来解释她的故事。这种替代诊断还不属于确定无疑的知识。事实上，它尚未被纳入医学培训课程。而有许多聪明医生对我接下来要讲的那些，会保持礼貌的怀疑或坦率的不相信。

P 夫人的抑郁症，是由炎性疾病直接引发的。这既是她类风湿病的症状，也是她关节肿痛的症状。她因发炎而抑郁。当然，一旦感到抑郁，她就会花更多时间陷入对未来的极度悲观和无望思考中，助行架到来的那一天正进行倒计时。抑郁症使她在认知上产生了偏差，发炎的大脑带着她走向对未来最糟糕的想象。

没错，P 夫人知道她发炎了，知道自己得了类风湿疾病，也知道这意味着什么。她是一个很好采访的患者，一个真正的生活经验专家，知道如何告诉一个不认识的年轻医生，关于她自身一些必须了解的疾病情况。但我不认为她只是因为想到了类风湿疾病而感到沮丧，一个纯笛卡儿派医生是会有这种感觉的。我承认，得知自己患有退行性炎症疾病是一种令人沮丧的打击。但我相信还有其他方式来思考 P 夫人的困境。她抑郁不仅仅是因为知道自己发炎了，更简单地说，就因为她发炎了才这样。

怎么会这样呢？关节疾病怎么会引起抑郁呢？让我们从对于类风湿关节炎的普遍认识开始讲起。虽然关节炎意味着关节疾病，但类风湿关节炎基本上是一种免疫系统疾病。从某种意义上说，关节是一种免疫紊乱——自身免疫紊乱的受害者。类风湿疾病是由免疫系统攻击身体（自我）而非敌对的传染性敌人（非我）引起的。类风湿患者的免疫系统会大规模生产"坏"的自身抗体，专门与患者体内的"好"抗体结合。这就好像免疫系统的一部分认为，身体受到了另一部分产生的抗体的感染，于是开始了自我斗争，制造"坏"抗体去和"好"抗体厮杀，然后，更糟糕的是，巨噬细胞们蜂拥而至。潜伏在关节和身体其他部位的巨噬细胞得出一个（错误的）结论：如果有大量自身抗体进入循环，也就像大量子弹在空中飞过，那么一定有一个真正的敌人在附近。因此，它们开始大量分泌细胞因子，排放出有毒废物，导致关节发炎，并对周边区域进行地毯式轰炸。这种情况可能会长达数年，因为免疫系统不容易消除源自自身的威胁。淋巴细胞将持续制造自身抗体，巨噬细胞将持续攻击假想敌，破坏肌肉、骨骼和胶原蛋白，直到患者的关节慢性残疾。类风湿关节炎是免疫系统阴暗面——具有自我伤害能力——的典型例子。

这是一种免疫学上的解释，解释了为什么 P 夫人的手会因为伤疤而变得如此扭曲，以至于她都无法打开果酱罐头的盖子。但没有解释为什么她早上醒来时感到如此疲惫，以至于无法起床吃早餐（更别说打开果酱罐了）。至少它向我们否定了类风湿是一种局部疾病的观点。临床检查会显示它似乎是局部的：有些关节发炎了，而有些没有。然而事实上，这种疾病的分子病因是全身性的，而非局部性的。自身抗体和细胞因子在全身循环，而不是仅仅集中在几个局部热点。这就是为什么医生可以通过血液测试来诊断类风湿疾病——细胞因子和其他炎症蛋白在患者血液中聚积的浓度比正常情况下要高得多。她的整个身体都发炎了，不仅仅是关节，也包含了大脑。

时间回到 1989 年，我同意了她的医疗顾问的看法——认为 P 夫人是在考虑自己的严峻前景后陷入了合理的抑郁——我不记得自己问过"但如果……"类似这样的问题，而是立即对笛卡儿不成文的正统学说做出了让步。当时，我想我们都知道的不够多，不足以问出这样的问题："但如果她的抑郁症只是她全身性炎症疾病的另一种症状，和她血液中的高水平细胞因子直接相关呢？"在当时，这可能会被视为一个非常臆断的猜测，甚至可能有点疯狂。作为一名正在接受培训的年轻医生，你不希望资深医生一开始就认为你是个疯子。也许这就是我闭嘴的原因——我意识到，再多说几句可能会把谈话带入有损职业生涯的境地。但是，30 年后的今天，这个问题仍然困扰着我：如果……呢？

如果承认 P 夫人的抑郁——失去了动力与精力，悲伤又内疚，特别是她的疲乏给家人和同事带来不便——与身体炎症和血液中高水平的细胞因子直接相关，这一点是真的呢？然后你就会发现，抑郁症在许多与炎症相关的疾病中很常见，而不仅仅是类风湿关节炎。

当我还在上医学院的时候，免疫疾病被认为是相当不寻常和模糊的。我们了解到系统性红斑狼疮（SLE）会引起关节炎症和血管炎症，这在某种程度上与攻击患者自身 DNA 的自身抗体有关。我们还了解到桥本甲状腺炎会引起甲状腺炎症（你可能已经猜到了），这是由于患者自身抗体攻击自身甲状腺细胞，阻止它们分泌甲状腺激素。我们了解到或试图了解其他一些事实，关于几十种科学上不清晰但诊断上很方便的疾病：舍格伦综合征引起唾液腺发炎，所以患者口干；强直性脊柱炎引起脊柱发炎，使患者不能弯腰；白塞综合征引起关节炎和阴茎溃疡；银屑病引起关节炎和红斑，在肘部皮肤上形成炎症斑块。以上以及其他一些我们被教导的知识，使我们能够用公认的医学术语来识别、命名各种各样的免疫疾病，却几乎完全忽略了免疫系统的生物机制。

过去 20 年左右的时间里，随着免疫学在科学上突飞猛进，我们对如系统性红斑狼疮之类疾病的病因有了更多了解，这些疾病在传统上只是被模糊地认为是源于免疫学。更具颠覆性的是，我们还了解到，炎症和自身免疫参与了许多在传统上被认为与免疫系统无关的疾病。

我们在 20 世纪了解到，动脉粥样硬化是由于胆固醇沉积在动脉壁下而导致的动脉增厚。如果积聚了足够多的胆固醇，就会完全阻塞动脉；如果该动脉恰好为心脏供血，那么患者就会心脏病发作。我们通过类比管道的方法来了解它，一般也是这样治疗的，通过外科手术来疏通或绕过阻塞的动脉管道。而来到 21 世纪，医学院的学生们被灌输了一个截然不同的故事：胆固醇的积累会引发动脉壁的炎症反应。巨噬细胞在这种情况下以"泡沫细胞"之名投入战斗，吞噬小液滴，直到它们被塞满脂肪，这使得它们在显微镜下看起来像泡沫。这些动脉巨噬细胞的所作所为和普通巨噬细胞在感受到炎症时的反应一样。它们喷出有毒排泄物对周围其他细胞造成连带伤害，并将细胞因子注入循环系统。它们使动脉内层更加黏稠，因此血细胞更容易黏附在血管上而非自由通过，这样就逐步形成一个可能完全阻塞血流的血块或血栓。因此，心脏病发作并不是一次偶然的灾难，它通常是动脉炎症的最终产物。

如今，很难想象一种疾病不是由炎症或自身免疫引起或引致复杂化的。同样，很难想出一种疾病与抑郁、疲劳、焦虑或其他精神症状无关。由于冠状动脉炎症而导致心脏病发作的人，在病发后几周内出现抑郁症状的风险为 50%，其中大约 20% 是重度抑郁发作。长期患有心脏疾病的人，焦虑和抑郁的概率也明显增加。抑郁既是冠状动脉疾病的危险因素，也是心脏病发作后难以康复的危险因素。抑郁症和心脏病之间有双向的相互作用，正如抑郁症和类风湿关节炎之间的相互作用一样。心脏病和关节炎都会增加患抑郁症的风险，正如抑郁症会加重心脏病和关节炎的后果一样。如果你患有糖尿病，你患抑郁症的风险至少会增加一倍。患有多发性硬化症的人，患重度抑郁症的可能性是正常人的三倍，自杀的风险也会大大增加。这样的例子数不胜数：艾滋病、癌症、中风、慢性支气管炎，凡是你能想到的，应有尽有。不管他们的身体状况紊乱程度如何，有长期疾病的患者出现精神健康症状的风险都会增加，最常见的是抑郁或疲乏。P夫人可不是孤例。

一个顽固的笛卡儿主义分子可能会一而再、再而三地套用一种陈词滥调，说道："好吧，如果我知道自己得了一种讨厌的特异性甲状腺炎，或别的什么病，我可以想象我也会非常沮丧、焦虑或疲惫。"一如既往，这说法不算完全错误，但也不是绝对正确。在此我们可以采纳一个新的认知，即炎症在几乎所有严重的疾病中都普遍存在。许多像是P夫人那样的患者，他们的精神健康症状，可能由导致身体症状的相同炎症机制直接引起。

真正引起轰动的"大片"

在后笛卡儿时代，抗炎药物很有可能具有抗抑郁作用，缓解类风湿等炎症性疾病患者的抑郁、疲乏和"脑雾"症状。从机制上讲，我们知道细胞因子被释放到身体循环中，并将在全身产生炎症反应，无论释放细胞因子的巨噬细胞来自关节炎的膝盖、粥样硬化的动脉还是嘴巴中的腐烂牙齿。细胞因子是至关重要的传播媒介，它能将身体任何部位的炎症聚焦传递到大脑的中枢神经系统。因此，我们期待针对细胞因子的药物和抗细胞因子的药物，能够对像 P 夫人这种患者起到极具潜质的抗抑郁作用。

1989 年还没有这样的药物。那些年里，P 夫人尝试了许多不同的治疗方法。在博学的医生的建议之下，她甚至试着吞下少量的黄金，现在听起来，这像是炼金术时代的药剂，但当时却被认为是治疗风湿病的一种好办法。她服用的任何一种药物，都没有被精准地了解过作用机制，以及它进入体内后如何在分子水平上工作。这些药物中也没有任何一种药物是专为抑制细胞因子而设计的。P 夫人最终明白了——即便她不喜欢对此抱怨太多——没一个药是有用的。

假设你想开发一个新药，去消灭一个特定的目标（比如一个特定的细胞因子），希望它在治疗类风湿关节炎方面比现有的任何一种药物都更有效，以提供给像 P 夫人这样的患者，你会怎么做？你可以追随帕拉塞尔苏斯的脚步，利用药物化学来制造成千上万的候选药物分子。然后，你需要测试每一种可能的药物，看看哪一种能最有效地抑制试管中的目标细胞因子。在制药行业，这种用蛮力发现药物的方法被称为高通量筛选。现在，已经越来越多地交给了机器人，让它们不懈地、竭力地挨个儿测试。但即使实验室里全是机器人，这也是一个耗时的过程，最终的产物可能在实验室里可以很好地抑制细胞因子，但在动物体内或人体内却无用。又或者你可能会得到一种药物，它既能有效地抑制目标细胞因子，但也能（过于）抑制其他你不希望去干扰的蛋白质。换句话说，经过漫长而曲折的化学试错之路，你得到的最佳候选药物终于在人体内和在实验室中一样有效，可却有可能会引起副作用，因为它并不只选择性地消灭目标细胞因子，同时也抑制了其他蛋白质。这些蛋白质对健康无害甚至是重要的。自 20 世纪 80 年代以来，在某些情况下，通过使用另一种更偏向生物学的药物发现路径，可能达到更有效的结果。巧的是，这项生物制药新技术的第一个重大突破，就是发现了一种治疗类风湿关节炎的新方法。

一旦明确类风湿关节炎主要不是关节疾病，而是免疫系统的紊乱——血液循环中的高水平细胞因子引发了巨噬细胞的自我破坏行为——科学家们似乎就顺理成章地认为，如果设计出一种药物来使细胞因子信号保持缄默，它就能遣散巨噬细胞大军，从而减少关节的连带损伤。原则上，抗细胞因子药物可以阻止关节炎的发展。最终，开发的注意力集中在一种特殊的细胞因子上，称为肿瘤坏死因子（简称 TNF）。它被免疫学家鉴定为治疗类风湿疾病的一个合理药物靶点。但下一个问题来了，如何找到一种抗肿瘤坏死因子的药物，能够特异性地作用于该靶点，并使其失效？这个问题的答案也来自免疫学。

当一种人类蛋白质，如肿瘤坏死因子，被注射到另一种动物（比如小鼠）体内时，小鼠的免疫系统会将人类肿瘤坏死因子识别为一种抗原，一种非自身蛋白，并且做出防御反应。小鼠会发炎，其淋巴细胞会开始产生对抗人类肿瘤坏死因子的抗体。抗体将与人类肿瘤坏死因子结合，在注射后几天内有效地把它们从小鼠体内清除。接种了人类肿瘤坏死因子疫苗之后，产生的大量抗体将会在小鼠体内持续循环好几个月。

生物制药领域很关键地洞察到，这种自然的免疫反应可以被利用作为发现和制造药物的生物机器。与使用机器人来筛选大量可能有效也可能无效的候选药物不同，使用小鼠可以快速制造出必定会使人类肿瘤坏死因子失活的抗体，并且是具有特意选择性的，也就是不会去攻击其他蛋白质。小鼠产生的肿瘤坏死因子抗体可以被注射回有风湿关节炎患者体内，从理论上讲，这些抗体的效果应该与在小鼠体内的效果完全相同，可以迅速消除人体循环中的肿瘤坏死因子。

如果肿瘤坏死因子确实是一个有效靶点，那么用肿瘤坏死因子抗体这样一种强大而有选择性的药物去攻击它，应该会产生治疗效果。然而，肿瘤坏死因子并不是类风湿关节炎中唯一的细胞因子，也绝不会是唯一可能的靶点。因此，一些专家预测，这种精确靶向免疫系统的复杂通信网络中，单个分子信号的策略将无法起到治疗作用。但事实上，它工作得很出色。

关于新药，大多数理论上可行的想法都无法成真。在现实生活中，出于这样或那样的原因，它们不起作用。从生物学理论中获得一种新的药物几乎是不可能的，几十年来，在风湿病学领域成功的治疗创新一直少之又少。但是，作为一种治疗类风湿关节炎的新疗法，肿瘤坏死因子抗体第一次临床试验的数据简直是一击即中。患者被随机分配到两组，一组是高剂量或低剂量药物组，另一组是安慰剂组，四周后，79％的患者对高剂量治疗反应良好，44％的患者对低剂量治疗反应良好，而安慰剂组中的患者只有 8％。第一波用于治疗类风湿关节炎的肿瘤坏死因子抗体药物，以护莫拉（Humera）和类克（Remicade）的品牌名称投放市场，成为制药行业史上最畅销的产品之一。1992 年，伦敦查令十字医院的免疫学家马克·费尔德曼（Marc Feldmann）和拉文德·梅尼（Ravinder Maini）领导了第一次临床试验，他们于 2003 年获得了拉斯克奖，这相当于医学界的奥斯卡奖。到 2009 年，全球肿瘤坏死因子抗体的市场估值每年超过 200 亿美元。从各种意义上来说，这些都如同真的大片：它们给许多患者带来了真正的改变；它们赚了很多钱，因为在理念和执行上都有真正的创新；它们展现了一幅图景，开创出一种可定制的治疗策略，为其他免疫疾病的抗体药物研发指明了关键路径。生物制药的版图被类风湿关节炎的治疗打开，从此成为现代医学中最大、最具生产力的领域之一。

笛卡儿盲点

你可能会觉得，在已知抗细胞因子药物对许多炎症性疾病的生理症状都有着巨大影响的前提下，很多人也应该已经知道了它们所导致的精神症状，就像当年 P 夫人告诉我的那些：抑郁、疲乏和焦虑。而鉴于许多类风湿病患者都把疲劳当作最大的问题，那么应该有一项重要的研究工作已经开展，用以了解细胞因子抗体对患者的精神和身体症状有哪些有益影响。但我要说，你想多了。

从 1999 年开始，在英国国家医疗服务体系中，第一批肿瘤坏死因子抗体可以作为类风湿关节炎新药被买到，也就是我遇见 P 夫人的十年后。我不知道 P 夫人后来有没有尝试过这种治疗，如果有的话，是否在其他方面对她的抑郁症状或类风湿疾病带来什么改变。那次会面之后，我再也没见过她。那是我在内科的最后一份工作。我接下来将从事自己的第一份精神病医生的工作。我准备跨过笛卡儿分界线，这条线将我的医疗生涯和我所在的英国国家医疗服务体系从组织上划分了开来。我将成为一名专攻精神病的医生，而不是一名身体机能医生。所以作为医生，我从来没有使用肿瘤坏死因子抗体治疗患者的实际经验。我从来没有机会亲眼看到像 P 夫人这样的患者第一次接受肿瘤坏死因子治疗时会发生什么。但我和其他有过这种经历的医生和护士交谈过，其中许多人都给我讲过同样的故事。患者们通常会很快地振作起来。他们告诉我说这是可预见的反应，伦敦大学学院医院风湿病病房的护士都愿意使用肿瘤坏死因子抗体注射，因为她们知道患者感觉会立刻好起来，并充满感激之情。我了解到，这种结果是如此的容易预测，以至于他们把这个戏称为"类克嗨"（Remicade high）。

如果是细胞因子导致了抑郁，你无疑会有这样的预期：抗细胞因子应该是抗抑郁剂，注射一剂肿瘤坏死因子抗体应该会让大脑发炎的人感到兴奋。然而事实上，尽管其已成为日常临床实践中常用的术语之一，但"类克嗨"还没有被太认真地对待。它通常被作为安慰剂反应而一笔带过——这意味着如果患者接受了无害的葡萄糖输注，但被告知是"类克"，那么他们依然会显示出"类克嗨"。这种"嗨"的状态被认为是预感到身体改善前景的精神反应，因为接受了一种神奇的新疗法。"嗨了？好吧，如果你以为自己刚刚接受了一种厉害的治疗，会治好你的关节炎，当然会'嗨'，不是吗?"只有少数几项科学研究站出来挑战这一熟悉的陈词滥调，对后笛卡儿假说做检验，即证明患者在抗肿瘤坏死因子治疗后迅速感觉良好，不是因为对药物的影响抱有积极态度，而是因为这种药物对大脑有直接的抗炎作用。"类克嗨"可能会给出一个重要的线索，关于治疗抑郁、疲乏和其他发炎的精神症状的新方法，我们稍后会对此进行研究。但到目前为止，医学界大多把这当成是一种心理小把戏。这是另一件藏在眼皮底下的东西，被我们的笛卡儿盲点掩盖了。

＊　　＊　　＊

下一章中，我们将转到精神病学的世界。传统上，一切都将发生转变。在二元论的宇宙中，身体和心灵是完全不同的。但现在，我们已经从一边转到了另一边，跨越了那条"合格医生"和"杂耍高手"① 之间的巨大分界线，我们将努力抓住炎症这条线，它也许能真正做到将身心捆绑在一起。

---

① 这里用了一个英语中的俚语 trick cyclists，是对精神科医生的戏称。——译者注

第四章
笛卡儿之后的抑郁症

从黑胆汁到重度抑郁症

在医学上，抑郁比炎症更古老。直到有罗马人，我们才知道炎症的主要症状，但忧郁症从希腊人开始就存在了。大约公元前 400 年，希波克拉底学派的医生们辨识出了忧郁症的两个方面，现在我们称之为情绪和认知。他们看到了一种灵魂上的痛苦，叫作 *angor animi*①，这种痛苦表现为恐惧、消沉、悲伤和愁闷。他们还描述了一种形成悲观和不切实际的信念的倾向，叫作 *cogitatione defixus*，像是盖伦的患者，"他们认为自己已经变成了一种蜗牛，为了避免把壳压碎，必须逃避所有人，而其他人则担心，支撑着世界的阿特拉斯可能会感到厌烦而消失"。

这些情绪和认知症状在生理学上解释为身体功能异常，是由于黑胆汁在脾脏中过度积聚所导致的。根据希波克拉底生理

① 指一种意识到自己快要死了的恐惧，一般发生在心绞痛患者身上。——译者注

学，黑胆汁是四种体液中的一种，它们被认为可以协同控制患者的气质，对疾病的易感性和对治疗的反应。黑胆汁、黄胆汁、黏液和血液是在体内循环的主要体液，它们之间相互影响的相对平衡为疾病的临床表现提供了诊断性的解释。过多的黏液使人冷漠，引起风湿病和胸部疾病；过多的黄胆汁会使人发怒，更容易患肝病；过多的血液使人积极乐观，但容易患心脏病；过多的黑胆汁使人忧郁。当时的抗抑郁治疗旨在通过饮食、锻炼、泻药和放血来平衡体液，减轻黑胆汁对人体的痛苦影响。

这些古老的观念对我们来说可能有些荒谬，现在我们知道身体里没有黑胆汁这种东西，但它们作为欧洲医学的主导理论存在了相当长的时间。直到 19 世纪 50 年代，英国的医生们普遍还在沿用希波克拉底的传统。对于一个忧郁的患者来说，一剂希波克拉底的药物，尽管基于离奇、错误的生理学，但其通常还是比基于神学的替代疗法更可取。例如，塞尔苏斯虽然也是一位古代医学家，但他在思考忧郁症的根源时却不是希波克拉底式的。像之前和之后的许多人一样，他认为这是恶魔附身的证据，是恶鬼俘虏患者灵魂的标志，也许是对做错事或道德放纵的惩罚。他建议采取严厉的对应措施：驱魔、殴打、焚烧、单独监禁、用锁链和镣铐加以约束。从最早的时代开始，贯穿中世纪，一直到 18 世纪的猎巫时代，无数的忧郁者肯定受到了极端残酷的对待，因为人们狂热地相信，他们所遭受的痛苦并非来自身体，而是来自灵魂深处的魔鬼。

直到 1850 年后，笛卡儿在大约 200 年前深刻预言的医学机械革命才开始替代希波克拉底传统，占了上风。（对医学来说，改变总是来得很慢。）但到了 20 世纪 50 年代，前笛卡儿、前二元论的古代医学理论——将同样的基础体液作为引发原因来解释精神和身体的症状——就几乎完全被身体机器论的医学所取代。如今，在现代医学词典中只剩下希波克拉底文献的一个残留碎片。忧郁症（melancholia）这个词仍被精神病学家使用，不是用来表示黑胆汁，而是作为一个诊断标签别名，现在更正式的叫法是重度抑郁症（MDD）。

正如现代每个医科生学习的炎症征兆和古代的炎症征兆是一样的，现代抑郁症的症状也和 2000 年前首次诊断为忧郁症时的症状是一样的。炎症的主要特征已经被新的免疫科学所深入解释，而抑郁症的临床症状还没有在同样的机制细节水平上得到很好的理解。正如美国精神病学协会《精神障碍诊断与统计手册（第五版）》（DSM－5）所正式定义的那样，重度抑郁症的诊断需要患者在一张抑郁症状清单上进行勾选，而这些症状是盖伦可能已经认识到了的，包括快感缺失和食欲不振。如果一个患者经历了悲伤或缺乏快乐，加上清单上的其他五个症状中的至少四个，时间至少持续了两周但不超过两年，那么就会被诊断为重度抑郁症，这是由一些著名的精神病专家组成的委员会所编写的标准化手册来定义的。不需要验血、体检、

X射线或功能磁共振成像扫描。根据DSM－5诊断算法，我们无法从身体中了解到任何可以帮助诊断重度抑郁症的信息。事实上，如果验血或X射线显示患者可能患有某种身体疾病，那么甚至无法做出重度抑郁症的诊断。因为根据DSM－5的规定，如果症状可以"归因于另一种疾病的生理影响"，则明确排除重度抑郁症的诊断。所以，奇怪的事情发生了，P夫人不可能患有重度抑郁症。她可以勾选DSM－5症状清单上的所有选项，但类风湿关节炎将排除她诊断为重度抑郁症的可能性。在二元论分歧的思想上，抑郁症已经正式被隔离到了精神层面，就像炎症传统上被限制在身体层面上一样。

可谁在乎呢？谁在乎抑郁症在精神上被二元论隔离了呢？在现实生活中，对于有抑郁症的患者，以及治疗他们的精神病学家和心理学家来说，这种颇为学术性的哲学思考意味着什么？

背负着沉重的十字架

我相信，对很多患者来说，这意味着抑郁可能被视为自身失败的标志。如果抑郁纯粹是精神上的，如果问题都在大脑里，如果它只是一种不同的感觉方式，或对事物、对行为的不同思考，那么我是不是应该对我的抑郁负责，就像我对其他纯粹的精神现象负责一样，比如我的想法和我的决定？对于抑郁症患者来说，感觉难辞其咎，好像一切都是自己的错，是一种常见的体验。临床心理学家认为这是一种认知偏差，对自己怀有消极而非积极的想法，这是抑郁症的一个典型特征，可以通过认知行为疗法（CBT）来治疗。但在更严重的情况下，自我批评或过分自责的想法会导致自我惩罚或自我伤害的举动，为人失败的想法会变成虚无主义妄想——患者错误地认为自己已经死了。毫无疑问，所有这些倾向于自我批判的精神状态，都是自杀这一终极自我毁灭行为的危险因素。

对自我意识进行某种程度的心理攻击，甚至对自我身体进行攻击，例如自杀，对许多人来说，都是抑郁症经历中一个主要而严重的部分。这种情况已经持续了几千年，所以我们不能完全怪罪笛卡儿。但我相信，把抑郁单独隔离到精神领域——假设它的问题都在大脑里——是会加剧抑郁症带来的负罪感的，并且会助长围绕着抑郁和其他心理健康障碍的羞耻文化和沉默文化。

有句话已经说过很多次了，但是值得一再重复，如果我胳膊断了，我至少能指望周围人的支持。也许会有一个有趣的故事来讲述它是如何发生的，也许会有一些令人毛骨悚然的血淋淋的细节来分享，而其他人通常会很乐意去倾听，去共鸣，去回报一些他们自己的惨痛经历，并传递他们宝贵的医疗建议。但如果我的心碎了，我就别指望这一切了。如果我感到抑郁了——不快乐，没有希望，失眠，被无休止的无价值感所困扰——我也更有可能发现自己孤立无援。我不会带着我那毫不掩饰的绝望独自外出就餐；人们不会被我在精神科门诊部发生的趣事逗乐；他们不会急于分享自己的类似经历；话题会变，甚至我的朋友可能"不知道说什么"。如果在职，我可能不希望雇主把"抑郁"这个词写进我的人事档案。如果我正在找工作，我可能会找一些其他的事实来解释前一份工作中被迫休病假几个月的原因。如果我正在竞选公职，抑郁症的曝光可能足以破坏我的竞选活动。在一些国家，如果我想要结婚，而我患抑郁症的事实人尽皆知，就足以毁掉我结婚的资格，也会毁掉我兄弟姐妹的婚姻前景。

它被称为"耻辱"。拿撒勒的耶稣被钉在十字架上，手脚受伤，在肉体上他被标记为一个普通罪犯，受到最屈辱和丢脸的惩罚。现代社会对抑郁症和其他精神疾病的污名化并没有那么明显。我们更愿意认为我们已经变得更加文明了，是的，这确实取得了进步。我们不再像过去那样对精神病患者做野蛮的事情。但我们仍然选择不去谈论它。我们仍然不知道该说些什么——因为如果这一切都在他或她的脑海里——那么他们个人，可怜的灵魂们，不应该受到责备吗？在21世纪，对抑郁症的歧视，与其说是通过对患者身体上的残害或野蛮的治疗，不如说是通过什么都没做或没说。我们实行一种虚拟的隔离，在平素谈话中摈除抑郁的人的经历，让他或她自行克服它，解决它，他要使他自己振作起来，或她要整理好她自己再回到我们身边。

如果二元论将抑郁孤立在精神上，意味着导致问题的是一定程度的个人责任，那么这同时意味着找到解决方案也是某种程度的个人责任。尽管在家里或工作中谈论抑郁可能太羞耻了，但我们希望某种谈话可能正好让患者用来理解他们的感受来自哪里，从而构建一个故事，向他们解释他们为何变得抑郁，抑郁对他们意味着什么。在二元论的奇怪世界中，我们不知道该对抑郁症的朋友说什么，我们自己可能就不想和他们谈论它，但是我们也经常坚持认为，他们只需要与某个训练有素的人谈论它——能够打破沉默歧视圈的人。

超级心理学家

在过去大约 100 年的大部分时间里，人们普遍认为，既然抑郁症是一种精神障碍，那么它可以，而且应该由精神来治愈。心理症状需要心理治疗，身体症状需要身体治疗。对于一个好的笛卡儿式医生来说，这是完全合理的。

世界上首位心理治疗发明者当然是西格蒙德·弗洛伊德。我形容其为"当然"，是因为弗洛伊德的名声是如此非比寻常，他思想的影响是如此旷日持久。

如果他经常犯错，有时甚至荒谬，

对我们来说，他不再是一个人，

而是整个舆论氛围。

我们在下面过着不同的生活。

正如奥登所言，现在我们都是弗洛伊德的信徒，无论我们喜不喜欢，至少在某种程度上这是事实。我们所有人所说的和所做的事情，无论是多么有洞见或多么模糊，都与他的分析的惊人范围和影响有关。毫无疑问，弗洛伊德的巅峰时代已经过去了，但他仍然是谷歌学术搜索中被引用最多的作者，把从文献量上来讲低一个级别的马克思和爱因斯坦远远甩在身后。我还记得，在伦敦精神病学研究所的图书馆里，书架上陈列的标准版的《弗洛伊德全集》共有 24 卷，远远看去，那一长排淡蓝色书脊使我敬畏不已。而其他人写的关于弗洛伊德的论文和书籍则会填满整个图书馆。

关于此人，一直让我感兴趣的是他如何开始的，他最初并不是站在笛卡儿二元论中精神方面这一边的心理学家。直到快 30 岁了，弗洛伊德仍有志于成为一名脑科学家，一名神经科学家，按照我们现在所说的，就是研究二元论分界的身体方面。他的几位老师是神经科学奠基人，而他本人发表的第一篇论文是关于微观解剖学的——个体神经细胞在"低等鱼类"的脊髓中的分布。他还写了一篇关于失语症的论文，并阐述失语症是由中风或其他脑部病变引起的语言障碍。1884 年弗洛伊德从默克制药公司获得一批可卡因，从此沉迷于此很多年，一边自己服用，一边做了很多研究。他成为最早发现可卡因能迅速且可逆地使鼻子和眼睛的吸收膜麻木的科学家之一，并看到了这在医学上的冲击力：它是不是能用作鼻子或眼睛手术的局部麻醉剂呢？这一发现本可使他成为学术明星。但是，在关键时刻，他受到了诱惑，没顾上学业，与未婚妻一起度假去了。当他从这个快乐的假期中回来时，另一个（现在已经被遗忘的）科学家抢先证明了可卡因可以被用作动物眼部手术的麻醉剂，这使得弗洛伊德无法因这一发现而获得公众荣耀。正如他后来所说的，我觉得很戏谑，"我没有更早出名都是我未婚妻的错……但我没有因为这次干扰而怨恨（她）"。他们在1886年结婚并定居下来。

接下来的10年里，他的生活轨迹发生了改变。弗洛伊德知道，由于他是犹太人，在当时作为一个神经科学家去维也纳大学担任重要教职，这条道路对自己几乎是封闭的，尽管从能力来讲他是一个强有力的候选人。为了养活妻子和家人，他不得不远离实验室，花更多时间从事私人医疗工作。他的职业关系集中在激烈的知识分子"协会"，只有几个主要同行参与，像是约瑟夫·布洛伊尔（Josef Breuer）和威廉·弗赖斯（Wilhelm Fliess）。

布洛伊尔年岁较长，已经获得了医学界的高度荣誉，他和同事埃瓦尔德·赫林一起发现了人体的"赫林-布鲁尔反射"，就是用他们俩的姓氏来命名的。这是一种当你深呼吸时心率会减慢的生理现象。你可以在家里试试，安静地坐着，然后感觉一下手腕的脉搏，数一数 30 秒内心跳的次数（应该是 35 次左右）。然后深吸一口气，在胸部完全舒展的情况下屏住呼吸 30 秒，同时再次测量脉搏。接下去你一边呼气，一边仍然感觉脉搏。你应该会发现，当你的肺完全膨胀时，你的心率会减慢；当你又开始正常呼吸时，呼吸就会加速。这就是赫林-布鲁尔反射的作用。肺部的膨胀通过迷走神经发出一个信号，迅速、自动、反射性地减慢了心率。这是迷走神经调节大脑和身体之间联系的多种方式之一。但布洛伊尔后来与弗洛伊德合作，将重点转移到了催眠治疗年轻女性的歇斯底里症状上，并于 1895 年共同发表了一系列病例记录。

与布洛伊尔相比，弗赖斯更年轻，没那么德高望重，在科学上的成就也不那么杰出，但他对弗洛伊德来说，也许更具解放性和创造性。他是柏林一位"才华横溢但精神错乱"的外科医生，热衷于在鼻子手术中使用可卡因作为麻醉剂，对生物节律——比如在 23～28 天内波动的月经周期——的重要性有着近乎神秘主义的兴致。他们第一次见面是在 1887 年，在之后大约 15 年里一直通信，广泛地讨论问题，并共同发展了鼻-生殖理论，根据这一理论，可以通过在鼻子上使用可卡因，甚至通过在鼻子动手术来治疗源于女性生殖器的神经官能症或歇斯底里症状。

1895 年 9 月，弗洛伊德去柏林拜访弗赖斯，几天之后坐火车回维也纳，也许就在他乘坐的火车正颠簸之时，他开始写一篇文章，这篇文章记录下了他的智识结晶，其思维轨道是怎样从大脑转换到精神的。他在几周内就写了 4 万字，然后急吼吼地把它们寄给弗赖斯。弗赖斯的反应我们无从得知，因为弗洛伊德后来毁掉了所有弗赖斯的回信。我们知道，几年后，当弗洛伊德的热情冷却下来，在自传中丝毫没有提到弗赖斯这个人，他还试图毁掉唯一现存的手稿。它还是通过迂回路线从纳粹德国被偷运出来的，最终于 1950 年①出版，书名为《科学心理学计划》（*Project for a Scientific Psychology*）。这是精神分析学的原始宣言。伦敦精神病学研究所的图书馆里所有弗洛伊德的著作都源于这个未完成的、差点未出版的蓝图。

弗洛伊德构想了一种难以捉摸的精神能量，它遵循物理运动定律，但却无法测量，因为它流经神经细胞链和回路，它的行进方向决定了意识的内容。他把自己的想法用一张图（图5）来加以说明，在他恢宏的文字作品中，图表或图形的使用可谓少之又少。这是一个最大胆的跨越"笛卡儿鸿沟"的尝试，从他基于身体的神经科学领域，去往精神方面的未知领域。弗洛伊德从未通过任何实验室的实验来测试或支持他的想法，考虑到当时神经科学的技术状况，即使试了，他也不会成功。弗洛伊德的计划立志在大脑新兴科学基础上创造一种新的精神科学——他创造了一个新词"精神分析"来概括这一革命

---

① 弗洛伊德于 1939 年去世，所以这是他生前未发表的遗作，基于他和弗赖斯往来的信件内容写成。——译者注

性的议程，但它却没有按照这个路子走下去。精神分析学最初可能被弗洛伊德想象为心灵和身体领域之间的一个连接点，但后来却完全地偏离了精神领域。

患者说话，弗洛伊德倾听着。患者不说话，弗洛伊德也听着。当他倾听患者在说什么或没说什么时，他也在倾听自己。这都是在他们两人的头脑中，在移情和反移情的辩证法中。精神分析的关系成为了弗洛伊德的新实验室。正是在没完没了的咨询中，他听到或推断出了那些后来汇编成书的原始材料，那些书最终使他闻名于世。以力比多（Libido）形式存在的精神能量，从最初与大脑的耦合中解脱出来，自由地充斥着他的理论。关于力比多的生命故事可以追溯到出生以及婴儿与父母的第一关系。力比多的发展可能会被打断或扰乱，这种破坏来自孩子与父母之间关系的质量，或孩子现实或幻想中暴露于性虐待之中的经历。力比多可以激活意识，也可以无意识地存在，潜伏于心灵的表面之下，作为一种精神能量的电荷附着在有创伤但被遗忘的记忆上，潜移默化地推动症状的形成，作为一种扭曲的替代品，以避免在成人生活中重温无穷无尽的童年屈辱和剥夺的痛苦。精神分析的工作是找出这些深埋在心灵深处的力比多深层电荷，并用宣泄的方式释放它们，从婴儿依恋中释放力比多能量，从而减轻那些造成症状的无意识压力。

弗洛伊德喜欢认为，他把思考之旅从实验室长凳搬到沙发上是一种"绝妙的隔离"。精神分析是他独特而完整的发现，通过英雄般的自我分析行为，任何想要成为精神分析学家的其他人都必须首先由弗洛伊德本人，或者由弗洛伊德分析过的人来分析。这个职业最初的组成方式是家族式的，精神分析学家们都通过自己的分析与弗洛伊德的父权权威相关联。但随着"家族"的扩大，它变得越发争论不休和分裂。精神分析理论分化为不同的种和亚种，每一种都有自己独特的术语和关注点，每一种都激发了一种不同类型的心理疗法。

如今，在英国国家医疗服务体系寻求治疗的抑郁症患者，不太可能被老式的精神分析方法引入弗洛伊德学派。它花费的时间太长，费用也太昂贵，而且从来没有太多证据表明它像理论所假定的那般有效，或者说比其他任何心理疗法更有效。大多数研究表明，平均而言，对抑郁症进行（某种形式的）心理治疗比什么都不做要好，而且对有些人可能非常有效。但无论是弗洛伊德的精神分析，荣格的分析心理学，贝克的认知疗法，或者另一个有感召力的品牌，似乎都没有太大区别。治疗反应的最佳预测因素不是治疗师的培训背景，也不是标准治疗手册上写的内容，而是他们与患者之间私人关系的质量，以及这一联盟的治疗强度。仅仅找到一个可以交谈的人，找一个知道或至少自以为知道什么该说和什么不该说的人，一个能打破沉默的人，可能是许多患者成功地进行心理治疗的最重要因素。

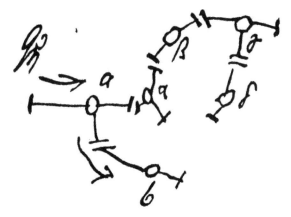

图 5　弗洛伊德最早关于"本我"的草图。精神能量，或力比多，由一个看起来像是代表数量 Q 的神秘符号表示，进入一个简略大脑图，从一个神经细胞流向另一个神经细胞。流动方向是由神经细胞间隙的阻力和细胞充满能量的程度决定的。弗洛伊德认为第一个神经细胞 a 代表了一种敌对记忆。当那个细胞被精神能量激活时，不愉快的记忆就会浮现在脑海中。然后，力比多能量会自动通过第一个细胞来激活第二个细胞 b。第二个细胞 b，这是一个代表不愉快或悲伤的神经细胞。或者也可以激活细胞群 α、β、γ、δ——弗洛伊德称之为自我——可能已经充满了能量，可以把进来的量子精神能量朝着自己的方向转移，远离不愉快的细胞，从而抑制敌对记忆所引发的悲伤感情。这是他最初关于心理防御机制的草图，反映了自我如何抑制潜意识，消除情感上的痛苦，投射到他那个时代的前沿神经科学上。弗洛伊德幻想的草图甚至毫无疑问地承认了细胞之间存在突触间隙，尽管当时没有人看到过，即使是伟大的拉蒙·卡哈尔也无法真正看到它们（图 8）。

　　笛卡儿分界将抑郁症隔离成为一种纯粹的精神障碍，正是这一做法，强势推动了对抑郁症的污名化和心理治疗。它们受到医学正统意识形态的制约——即精神与身体是不同的，这些是抑郁症患者在日常生活中所遭受的普遍经历。我们可能认为污名化是不好的，而心理治疗是好的，但在二元论之下，人们看待这两者并无不同。甚至连笛卡儿式处理方法也没有预料到的是，如今抗抑郁药物的广泛使用，俨然已成为常规的临床实践。

在一个理想世界里，一个纯粹被笛卡儿理性之光照亮的世界里，百忧解就不应该出现呀。

疗养院之舞

药物是分子、原子的集合，是物理世界的微小碎片，通过靶向和扰乱身体的生化机制起作用。如果你是一个顽固的笛卡儿主义者，那么药物可以对抑郁症或任何其他不良精神状态产生有益影响的这件事将是不可思议的。如果你秉持极端分裂的二元论，认为一个人的思想与物质世界无关，和笛卡儿一样相信灵魂可以在肉体死亡后继续存在，定会认为精神药物在逻辑上就行不通。如果症状是由"动物性灵魂"的紊乱所引起的话，则针对大脑或身体机制进行药物治疗能有什么意义呢？这就像试图通过"看"而不是"听"来给乐器调音一样。

但事实上，我们都知道，有许多精神活性药物存在于这个世界，并一直被智人广泛用于各种目的。酒精、鸦片、赛洛西宾（裸盖菇素）、大麻素和阿托品等是早期人类在植物中发现的改变大脑的药物，这些药物被用于史前的神圣仪式或治疗仪式，早于希波克拉底之前大约 10 万年。在古代和中世纪，希波克拉底的书面文献上有大量创造性使用草药来重新平衡气质体液的药方。在 17 世纪的伦敦等城市，专门从事园艺和草药配方的药剂师们，组成了在商业上成功、专业上雄心勃勃的行业协会。1673 年，通过伦敦房地产投资和牙买加甘蔗种植园发了大财的汉斯·斯隆爵士（Sir Hans Sloane），在靠近切尔西的泰晤士河畔为"药剂师公司"（Apothecaries'Company）建造了一座漂亮的花园。他是那里的领主，因此从世界各地运来新的植物十分便利。对于花园里那些来自小亚细亚、加勒比、美洲、中国和南非的新鲜进口品种，其中许多是以前从未在科学上被发现过的。斯隆爵士让人做了描述、分类和调查。并且还对它们的有益或有用特性进行了仔细评估，如可作为食物、作为衣服纤维来源和作为药物。在这个精明的投资者看来，这种投机式的商业模式是不会出错的。以研发为主导的创新和全球销售增长的机遇，肯定已经从各个角度向一位具有前瞻性思维的 17 世纪伦敦药商发出了召唤。斯隆是对的。希波克拉底的草药疗法生意很好，持续了大约 200 年；直到大约 1850 年，因为有了越来越多关于人体机器的发现，希波克拉底的理论崩溃，草药疗法开始受到严峻挑战，并被创新的化学药品所取代。

斯隆商业模式的成功持续了一段时间，同时却遭受了不绝的嘲讽和怀疑，这些"打脸"来自它的终极客户——患者们。即使是在像巴黎这样的欧洲一线城市，那些不得不向 17～18 世纪医生咨询的人，也不太可能知道自己的病因。医生们以他们晦涩难懂、令人费解的专业术语而臭名昭著，这些不合逻辑和没法圆场的胡言乱语，被尽可能多的希腊语和拉丁语单词所遮掩。伏尔泰和莫里哀等讽刺作家写的黑色喜剧充斥着剧院，大量的内容讲述了医疗的荒唐、腐败和致命的行为。

莫里哀一定咨询过许多医生，有时他会绝望地违背了自己更正确的判断，因为在事业的巅峰时期，他患了肺痨（当时人们对肺结核的叫法），正在慢慢地死去。他会听到医生们对着他夸夸其谈，喋喋不休地争吵，并且很清楚这些人的自负和无能。在他为国王路易十四创作的喜剧芭蕾《无病呻吟》（*Le malade imaginaire*）的开头，一位牧羊女甜美地唱道：

医生啊，你的学问纯粹是幻觉，

你的治疗如此垃圾，你的命令如此混乱，

你的拉丁文大话无法治病，

我不得不忍受这种令人作呕的悲伤。

所以，在我的悲伤中，有一件事是肯定的，

医生啊，你的学问简直是荒谬至极。

在这种病被科学诊断为结核病并能使用抗生素进行治疗之前，许多男人和女人都会死于肺结核，就像莫里哀一样。但他可能是历史上唯一一个在舞台上表演肺结核患者的人。在他这部最新，也是其最后一部剧的巴黎首演中，莫里哀本人扮演了疑病患者的核心角色。在第四个晚上表演开场时，他开始咯血，真正地咯血，他那绿色缎子戏服上蔓延的血红色污渍，甚至坐在最远座位上的观众也能清楚地看到。很快，他在观众面前倒下了，几小时后就离开了人世。在他一生反对希波克拉底医学的运动中，这是戏剧化的最后一击，只出演一晚。

你可能会问，如果事情真的像莫里哀所说的那样糟糕，那蜂拥而至观看他戏剧的时髦巴黎戏迷们，为什么还要去向这些可笑的医生咨询呢？一旦从他口中得知关于医生的真相，他们不就可以走得远远的了吗，何必还在那里发笑？但事实上，当时即使最精明的客户也没法干掉这种商业模式，因为别无选择，每一个人总会在某个时候生个病。反正没有对手的希波克拉底式的生意不用担心任何的声誉风险。一直等到化学药品可以像草药一样提供给患者进行治疗之后，它就在这种竞争面前溃不成军了。

作为一位人脉极其广泛的医生和科学家，汉斯·斯隆爵士在17世纪70年代投资切尔西的医疗园区时，很可能听说过第一个预言他的商业模式将走向末日的人。这位先知的真名是菲利普斯·奥里欧勒斯·德奥弗拉斯特·博姆巴斯茨·冯·霍恩海姆（Philippus Aureolus Theophrastus Bombaastus von Hohenheim）。但16世纪20年代，当他30岁左右时，就开始称自己为帕拉塞尔苏斯。其父是一名瑞士医生，所以他从小就学习医学和炼金术。他自信、才华横溢，完全可以胜任传统的医疗工作，但他不允许自己接受希波克拉底式传统的训练或执照。他公开烧毁了古代文集的副本，批评药剂师出售骗人的药剂，鄙视学院派医生。帕拉塞尔苏斯故意激怒他到访的每一个城市的医疗当局，于是，他从巴塞尔被赶到苏黎世，从苏黎世被赶到海德堡，从一个城市被驱赶到另一个城市，如此度过了一生。他认为自己是一名激进的医学改革家，与作为教会改革家的马丁·路德·金地位相当。他不采用希波克拉底的四种体液假说，而是谨慎地提出了三种帕氏元素（硫、汞和盐），并把这些元素作为他化学疗法的主要成分。

1529 年，此人晃到了纽伦堡，当地的医生被他的奚落和嘲讽所激怒，提出挑战，要他去治疗不治之症：15 名患有"法国病"的患者，"法国病"是当时讲德语的人对正在流行的瘟疫——梅毒的叫法。帕拉塞尔索斯拜访了患者隔离区（他们被关押在城外），做到了近乎奇迹一般的事情——梅毒患者的皮肤溃疡和疱疹消失了（至少其中一些人消失了）。这要归功于他创新和秘密地使用水银软膏，但跟他之前所说的治愈方法不尽相同。水银只是杀死了皮肤上的梅毒病菌——这有助于明显的溃疡愈合——但患者体内有许多未经治疗和看不见的细菌，他的药膏无法触及。尽管如此，该效果已经好到能让他安全地撤离纽伦堡，重新上路。然而 12 年后，他在萨尔茨堡外的一场酒后斗殴中丧生（图6）。

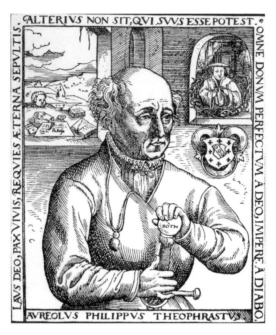

图 6 制药行业的第一个预言者。帕拉塞尔苏斯既不俊俏，也没有男子气概。他从未结过婚，也没留过胡子。据说他可能在青春期之前得了严重的腮腺炎，受到感染并破坏了他的睾丸。但这幅画的边框上写着他的座右铭，却是挑衅式的自我肯定："不要让任何人属于另一个可以属于自己的人。"他被自己封闭知识体系内的超自然符号包围着，比如身后窗户中孩子头上的蔷薇十字花图案。他双手紧握着那柄来历不明的巨剑，名叫阿索斯（Azoth），这个神奇词汇代表着大自然的力量。从这幅沉稳而深奥的画像中你永远也猜不到，帕拉塞尔苏斯喝醉时是出了名的好争辩，为了让跟自己辩论的白痴们更清楚地理解自己的观点，他说不了两句就开始用阿索斯在空中比画。专家认为，这可能可以解释为什么他 48 岁时会在一家酒馆里死于暴力。那些相信弗洛伊德学说的人可能也会认为，强大的阿索斯水银剑是一种阴茎的象征，是对他被阉割经历的精神补偿。

帕拉塞尔苏斯在他生活的时代一文不名地死去，但他确实在某些方面正确地预见了未来。此人死后 300 年，也就是 19 世纪下半叶，他毕生都极力反对的希波克拉底体制终于在笛卡儿医学面前崩溃了。第一批制药公司，像默克和罗氏，已经开始使用化学而不是炼金术来发现、提纯、测量和制造药物。一个新工业开始从化学和染料公司中发展起来，其中许多公司都建在像巴塞尔这样的城市，过去帕拉塞尔苏斯经常光顾这些城市。制药行业正被组织起来，做他曾在炼金术车间尝试过的事情，但其时机更好，并且得益于更先进的科学。

史上第一个突破性的药物，是治疗传染病的新特效药，在 20 世纪上半叶开始出现在市场上。帕拉塞尔苏斯为治疗梅毒而发明的水银疗法，对患者来说其危险程度不亚于梅毒本身，所以 1910 年左右，就被更有效、毒性更小的化学药物所取代了。20 世纪 40 年代，青霉素——第一个抗生素药物——被证明用于治疗梅毒和其他感染是非常有效和安全的。接下来一二十年间还生产了其他治疗结核病的新型抗生素，其中一种最终出人意料地为治疗抑郁症开辟了巨大的药品商业市场。百忧解的时代来临了，它偶然地源于抗生素创新潮，真可谓是"无心插柳柳成荫"。

为了开发新的抗结核药物，诸如罗氏这样的公司走了一条符合科学逻辑的道路。他们在实验室中筛选了许多不同的分子，看看哪一种最有效地杀死了这种被称为结核分枝杆菌的病根。这种推理思路没错，如果你能找到一种化学物质，可以杀死试管里的这些细菌，或者杀死一只被感染的实验鼠身上的这种细菌，那么很有可能它也可以杀死人体内的这些细菌，从而治愈这种疾病。事情就这么发生了，第二次世界大战结束时，盟军把一种叫作肼的化学物质释放出来用于药物研究，它原先是德国人生产的，用作飞机和飞弹的燃料。罗氏公司合成了数百种基于肼的新分子，并对它们治疗结核菌感染小鼠的效果进行筛选。他们在其中发现了一种叫作异丙烟肼的分子，可以阻止细菌的繁殖并延长受感染小鼠的寿命。下一步就是测试它是否真的对患者有效了，为此罗氏公司开始了一项临床试验。

20 世纪初，结核病被称为"白色瘟疫"，是纽约市的第二大常见死因。1913 年，该市在斯塔滕岛专门为该类病患开设了一家大型医院。这家医院被设计成了一个海景疗养院，供患者休息，享受新鲜空气、阳光和令人振奋的海景；而在某种程度上，这是一座监狱，把患者与其他人群隔离开来，与此同时疾病却无情地发展着，不管风光如何，终究难逃一死。没有有效的治疗方法。患者们整天无精打采地躺在床上，日渐衰弱，情绪低落，疲惫不堪，只能等待一切变得更糟。1952 年，在海景医院进行的异丙烟肼的临床试验，带着惊人的力量把这些沮丧场景一扫而光。患者们立即被药物激活了，变得更活跃和更爱交际，不但胃口好了，肺部疾病也被遏制了（图 7）。这是第一次，患者可以在活着的时候离开海景医院，回到城市中正常生活。到了 20 世纪 60 年代早期，医院的病房几乎完全被废弃了，如今那里大部分建筑都成了阴森森的废墟，变成了历史遗迹。

黄金时代

人们从未怀疑过异丙烟肼和其他同类特效药对结核病治疗的影响。正如报纸所说，这确实是一种奇迹般的疗法，它建立在坚实的科学基础上，这是医生们都知道的。但对于异丙烟肼带来的出乎意料的欣快感，我们却不太清楚该如何解释。优秀的笛卡儿学派医生认为，这肯定是一种安慰剂效应。许多早期临床试验没有采用正确的双盲对照，意味着患者知道将被给予一种可以"治愈"自己的药物，那些原本以为自己会死于"白色瘟疫"的人被撤销了死刑，当然会高兴起来，不是吗？这就是安慰剂效应。但有一些医生认为，患者在病房里跳起舞来不仅仅出于安慰剂效应，这种未曾预想的行为可能是一个意外的线索，说明抗结核药物对人脑有特殊的作用。

和 20 世纪 50 年代纽约其他所有崭露头角的精神病学家一样，内森·克莱恩（Nathan Kline）应该很清楚，他的职业生涯是在弗洛伊德主义的氛围中进行的。当时，作为美国精神病学的主导学派，精神分析已接近全盛时期。但让克莱恩感兴趣的是，海景医院里的结核病试验提出了与精神分析截然不同的方法治疗抑郁症。所以他把异丙烟肼说成是一种"精神能量发生剂"，就好像它可以像精神分析一样激发起被压抑的力比多，只不过用的是药片，而不是沙发。以他为首的一小群精神病医生在没有患肺结核的抑郁症患者身上进行了最早的异丙烟肼临床试验。1957 年，他们报告说，在 24 例患者身上使用了这种药物，经过 5 周的治疗之后，其中 18 例显示出了情绪改善和社交意愿的提升。但这次试验依然没有针对可能存在的安慰剂效应做控制组对照，而且大多数患者被诊断有精神分裂症，而非抑郁症。在今天，这样的结果会被认为是非常令人尴尬的，作为抗抑郁功效的证据也薄弱不堪。但不到一年后，40 万名抑郁症患者接受了异丙烟肼治疗，尽管当时这种药只被官方批准用于治疗结核病，不过克莱恩获得了罗氏公司总裁的个人支持，去打开市场和获得授权。7 年后，异丙烟肼和其他 10 种新的抗抑郁药物一起上市，超过 400 万名患者得到了治疗。1964 年，克莱恩获得了奖励丰厚的拉斯克奖，并被提名为诺贝尔奖候选人，因为"在这场精神疾病护理和治疗方面的最伟大的革命中，他比任何人都重要"。不过，曾帮助克莱恩搞临床试验的一位同事却不这么看，并把他告上法庭，要求获得一半的荣誉和一半的奖金（1 万美元）。克莱恩付了这笔钱。但斯德哥尔摩的电话一直没有打过来。

在火爆的销售业绩和相关人士的职业生涯起伏中，重要的一点别忘了，就是异丙烟肼究竟是如何起到抗抑郁作用的问题

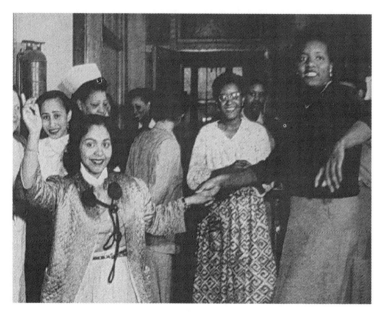

图 7 人们在抗抑郁药曙光中的欢乐场景。《生活》杂志在 1952 年刊
登了一个摄影报道，捕捉到了那些被认为是无望的肺结核病例，他们
被"白色瘟疫"宣判了死刑，直到他们被纳入异丙烟肼的临床试验。
一阵狂喜随之席卷了病房，"尽管他们肺上还有窟窿"，然而患者们在
大厅里跳舞，庆祝获得新生。他们很幸运地得到了最早一批有效的抗
结核药物的治疗，出乎意料的是，这种药也是世界上第一种抗抑
郁药。

并没有得到解决。"精神能量发生剂"对很多不同的人来说，
可能意味着很多不同的东西，但在科学上，这是一种讽刺。一
种药物，一种物质性的东西，怎么能给精神带来某种类似力比
多的能量呢？至少就当时所了解的这些机制而言，从大脑的物

理或化学机制的角度出发，对异丙烟肼的工作原理必须有一个
更好的解释。20 世纪 60 年代初，人们对神经细胞之间互相交
流的突触机制非常感兴趣。当时的流行语是各种所谓的神经递
质的名称，如多巴胺和肾上腺素，统称为儿茶酚胺。有进取心
的精神病学家，寻求异丙烟肼和其他抗抑郁药的非精神机制
时，从这一新的神经科学中形成了一些非常有影响力的理论，
关于抗抑郁药是如何起作用，以及最初是什么导致抑郁。但要
了解这些理论是从何而来，以及它们是如何带来百忧解的，我
们首先必须往回一步去看看。

我们现在想当然地认为，在人类大脑中大约有 1000 亿个
神经细胞，它们必须作为一个系统协同工作，这就是中枢神经
系统。显然，细胞与细胞之间的通信对于使它们作为一个系统
发挥功能是非常重要的。但神经细胞是如何相互连接的呢？第
一个正确回答这个问题的人，是与弗洛伊德同时代的西班牙人
圣地亚哥·拉蒙·卡哈尔，如今他被广泛认为是现代神经科学
的奠基人。他是一个非常熟练的显微镜操作者，能够使用新的
染色技术来突显单个的神经细胞，从视觉上把它们从周围的神
经组织中分离出来，这样当他向下看显微镜时，就可以看到每
个细胞的复杂细节。以前在这种光下看到过神经系统的人少之
又少，帕多瓦大学的解剖学教授卡米洛·高尔基就是其中之
一，拉蒙·卡哈尔使用的显微染色技术就是高尔基发明的。

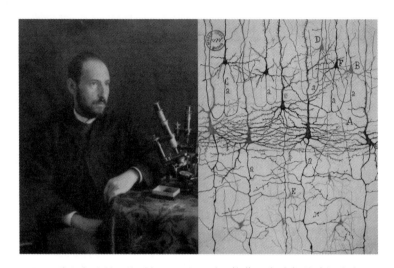

图8　先知与突触。小时候,圣地亚哥·拉蒙·卡哈尔最希望成为一名艺术家,却在父亲的说服下成了一名医生,尽管他不喜欢这份职业,但还是尽职地做了医生。年轻时,他发挥自己的艺术天赋,在一张旧餐桌上使用黄铜显微镜后画出了他第一次清清楚楚看到的神经细胞,这些钢笔水墨画美得令人惊叹而且精准无误。他可以看到单个细胞彼此紧密接触,形成一个神经细胞网络。然而当两个细胞相互接触时,甚至他也看不出它们之间的间隙。但他确信存在着间隙,到了20世纪50年代,也就是他死后大约20年,卡哈尔被证明是正确的。现在,这一观点已经成了普遍事实,即神经细胞之间存在着由神经递质(如血清素)连接起来的突触间隙,这些神经细胞紧密相连,但并不连续(图11)。

能看到这种几乎是前所未见的景象,这本身并不意味着是一个壮举,拉蒙·卡哈尔真正厉害的地方在于,他还能以极高的精确度和艺术性画出自己所看到的东西。他是个工作狂,单枪匹马地制作出大量显微镜切片和神经细胞的图片,并且每一张都按照最高标准制作。他还出版了关于脊椎动物大脑的权威论文和教科书，涵盖了人类和许多其他动物，标记了健康状态和疾病状态的各个发展阶段（图 8）。其中的权威观点是，神经细胞之间通常有着非常紧密的联系，但它们互不相同，这意味着即便最靠近的一对细胞之间，也必须有一个空间或间隙。对于一个如此严谨的自然观察者来说，这是一个大胆的主张，因为拉蒙·卡哈尔实际上看不到什么间隙。他推断说，它一定是太细了，以至于在 19 世纪的显微镜所能提供的最高放大倍数下依然没法看见它。

并不是所有人都同意他的观点，卡米洛·高尔基就是其中之一。当高尔基像拉蒙·卡哈尔一样在显微镜下观察时，他发现神经组织中有无数个染成深色的细胞核，在细胞核之间形成了错综复杂的网状结构。同样，也看不到一个间隙或空间来标记一个细胞和另一个细胞之间的边界。但对高尔基来说，这就意味着没有间隙。看不见就不可能存在。他描述了自己所看到的一个单一连续网络，或称合胞体。并且向拉蒙·卡哈尔提出了一些尖锐的问题：当我们看不到神经细胞之间的间隙时，我们为什么要相信它存在呢？如果细胞之间有间隙，即使是看不见的狭窄间隙，它们互相又是如何交流的呢？诺贝尔奖委员会无法判定谁是对的。1906 年，高尔基和拉蒙·卡哈尔因他们同样出色的工作和相互矛盾的理论而共同获得了诺贝尔奖。大约 40 年之后，两人均已去世，当电子显微镜第一次被用来观察神经细胞时，那些拉蒙·卡哈尔一直确信存在着的间隙清晰地出现在了镜头焦点。

这回答了高尔基的第一个反对意见——不再需要去解释不可见的间隙了——但却使他的第二个问题更加突出了。既然我们知道存在一个间隙，那么神经细胞们是如何跨越它进行交流的呢？从一个神经细胞到另一个神经细胞的突触间隙通常不到千分之一毫米。很窄，但不是什么都没有。它仍然是一个间隙，填充着盐和分子的水溶液，将会抵抗电流的通过。因此，携带着信息的电脉冲不能简单地无视突触间隙来传递，从一个神经细胞的一端往下激活邻近细胞。不管怎样，电信号必须被转换成一种不同的信号，这种信号可以接通间隙，或者在两个神经细胞之间进行交流。

我们现在知道了，突触通过化学信号来连接这个间隙。上游的神经细胞产生化学信使，称为神经递质，当受到电刺激时，它们就被释放到突触间隙。这些化学物质迅速地扩散穿过间隙，与下游细胞表面的受体结合，触发其电激活。这就是电信号如何从一个神经细胞跳到另一个神经细胞的路径。到了20世纪50年代，越来越清楚的一点是，大脑为此使用了许多不同的神经递质。所以要回答高尔基的第二个问题，也就是关于神经细胞之间如何交流，用一个词可说不清楚。一些突触间隙被肾上腺素分子连接起来，而其他神经细胞则使用去甲肾上腺素、多巴胺或血清素作为神经递质。

　　科学家们开始思考异丙烟肼在大脑中起了什么作用，从而解释它的兴奋和抗抑郁作用时，他们意识到这种药物可以增强肾上腺素或去甲肾上腺素作为化学信使在细胞间隙的传递。异丙烟肼会抑制一种酶，这种酶在肾上腺素被释放到细胞间隙之后将其分解，从而在化学信号被激活后不久便有效地将其关闭。通过抑制肾上腺素的正常分解，异丙烟肼延长和增强了它在突触上的作用。这会是它作为抗抑郁药物的作用机制吗？答案似乎是肯定的，更广泛地说，对所有跟随异丙烟肼而迅速进入市场的药物来说都是肯定的。显而易见，它们都以这样或那样的方式增强了由肾上腺素或去甲肾上腺素介导的突触传递效果，它们被统称为儿茶酚胺。

　　一切似乎都很有默契，吻合在一起。1965 年，后来成为哈佛大学精神病学教授的约瑟夫·希尔德克劳特（Joseph Schildkraut）发表了一篇颇具影响力的论文，迈出了下一步。他的标题说明了一切：“情感障碍的儿茶酚胺假说”。鉴于抗抑郁药物会增强肾上腺素和去甲肾上腺素的作用，他认为，患者抑郁的首要原因是他们大脑中没有足够的儿茶酚胺。这可能看着不像是一个巨大飞跃，但它确实是。

　　希尔德克劳特提出，肾上腺素和去甲肾上腺素不仅解释了药物是如何起作用的，而且它们也是导致抑郁的根本原因。像异丙烟肼这样的药物不仅可以增加关键神经递质的可获得性，还可以恢复它们在大脑中的正常水平，将抑郁症患者从迄今为止尚未被认识的大脑肾上腺素或去甲肾上腺素缺乏状态中拯救出来。他的文章细致入微，令人钦佩。但他没有过度推销这个想法。因为他认为这是一种启发，而不是事实，希尔德克劳特很清楚，几乎没有证据表明抑郁症患者在服用抗抑郁药物之前，儿茶酚胺的信号水平确实降低了。但在他和他的同代人看来，这最后一块拼图被拼好只是时间问题。这场精神-药理学革命发展得如此之快，如此之深远，1955 年还没有有效药物，而到了 1965 年就有几十种了。因此，历史的车轮再转一圈就一定会把精神病学的启蒙运动给完成。

美国礼来制药公司的科学家认为他们知道下一步该做什么。他们认为希尔德克劳特的理论是正确的，但还不完整。肾上腺素和去甲肾上腺素不是大脑中唯一的神经递质，不是还有血清素嘛。他们认为血清素可能成为抗抑郁药物开发的新靶点，从这一点开始研究，并终于发现一种分子可以通过阻断从突触间隙再摄取血清素来促进血清素的传递，这种分子被称为选择性血清素再摄取抑制剂，也就是 SSRI 类药物。到了 20世纪 70 年代中期，他们已经准备好将领先分子——效果最好的 SSRI——用于抑郁症的临床试验。但该公司的高级管理层不相信它会奏效，只资助了一项小规模研究，试验失败了。在试验结束时，接受 SSRI 治疗的患者，其抑郁缓解程度并不比接受安慰剂（一种止痛糖丸）的患者高。在那之后的 10 年里，一直致力于此的科学家们继续努力。他们坚信自己的药物一定能治疗抑郁症，因为与异丙烟肼及其同类药物的偶然发现不同，SSRI 类药物的开发从一开始就基于机械原理。他们认为有理由去相信，有理由去审视失败试验的坏消息，然后再试一次。在随后的试验中，他们的 SSRI 明显比安慰剂更有效。到1987 年，它终于被批准为一种新的抗抑郁药，并以百忧解的品牌进行销售。

　　它迅速获得如同摇滚明星的地位，可谓"前无古人，后无来者"。1990 年，百忧解登上《新闻周刊》的封面。到 1995 年，它在全球的销售额达到了 20 亿美元，《百忧解国度》成了一本关于抑郁症患者生活的畅销书的书名。到 2000 年，医生给大约4000 万名患者开出过这种药，《财富》杂志把它列为跨世纪代表产品之一。但事后来看，百忧解的推出是抗抑郁药物黄金时代的灿烂夕阳，而不是东升旭日。一种抗生素带来了结核病疗养院的载歌载舞，之后的 30 年里，工业界和学术界的研究人员共同制造了许多新药，以及许多关于它们如何发挥作用的新理论。在百忧解问世后的 30 年里，这一领域并没有蓬勃发展，而是逐渐衰落。自 1990 年以来，在抑郁症或其他精神疾病的药物治疗或心理治疗方面，并没有取得任何重大进展。这是我再次强调的观点。

　　1989 年，我作为一名 29 岁的精神病学家，开始依次到伦敦圣乔治医院、贝特莱姆皇家医院和莫兹利医院①接受专科培训。我们被推荐学习了一些标准教科书，里面涵盖了当时被认为对精神病学很重要的所有主要理论和疗法。直到今天，2018年了，我仍然可以安全地、合格地基于那些教科书上的内容，去治疗大多数精神疾病患者。这对我那些同辈人来说就不一样了，在我进入精神病学领域的时候他们同时专修了其他医学领域。如果我是一名肿瘤学家或癌症内科医生，在2018年治疗癌症患者时，用的是1989年的癌症生物学和抗癌治疗知识，我会因为玩忽职守而被除名。同样的，如果我是一名风湿病学家，却不知道肿瘤坏死因子抗体，或者如果我是一名神经科医生，却不知道免疫治疗多发性硬化症的最新进展，那结果也好不了哪儿去。在大多数其他医学领域，过去35年里见证了足够多由科学驱动的理论变化，1989年所知道的可能不完全是错误的，但肯定不足以在2018年进行临床实践。只有在精神病学领域，时间似乎停滞不前。我刚入行时我们用来对付抑郁症的东西——SSRI类药物和心理疗法——基本上仍然是治疗的全部。平均而言它们的疗效一般，只有对部分患者来说疗效显著一些。大体上来说它们是好的，但自从百忧解的太阳沉入前行的地平线之后，还没有一种针对抑郁症或其他精神健康障碍的主要新疗法问世。

---

① 圣乔治医院是英国最大的教学医院之一，贝特莱姆皇家医院是英国最早的精神病医院，莫兹利医院在后面将会提到，是19世纪著名精神病学专家亨利·莫兹利所创办的同名医院。——译者注

荒谬的血清素

为什么一切都不对了呢？最简单的回答是，这样的结果其实一开始就注定了。问题的根源在于缺乏一种细菌①。开发治疗结核病药物的正确依据在于鉴定出了结核病的致病菌：结核分枝杆菌。异丙烟肼是从数百种候选药物中筛选出来的，因为它具有阻止这些细菌在皮氏培养皿或小鼠体内繁殖的特殊能力。然后它被证明对感染相同细菌的患者有效。从一个经过充分验证的药物靶点发展到一个临床成功应用的药物，这当中是顺着科学逻辑下来的。相比之下，异丙烟肼作为一种抑郁症药物的开发在逻辑上是前后颠倒的。这条路径始于临床效果（结核病患者出现兴奋），从这一点反推出药物目标是一种控制大脑中肾上腺素水平的酶，然后继续反推出抑郁症病人肾上腺素水平一定很低。对于结核病，这种药物被设计用于治疗这种疾病，而对于抑郁症，这种疾病被逆向设计以适应这种药物。

百忧解的发展路径在逻辑上更可靠。礼来公司的科学家们是从一个目标物血清素开始的，基于当时备受关注的神经递质理论，他们认为血清素是抑郁症的一个诱因。他们从这个起点出发，找到了一种能击中靶点（并且只击中靶点）的药物；然

---

① 此处原文为 The germ of the problem was the lack of a germ，是个双关，germ 兼有根源、细菌的意思。——译者注

后他们证明这种药物（有时）在临床试验中有效。从靶点到药物到临床试验的过程，是久经考验的药物开发之路。如果你从正确的地方开始，通过选择正确的、有效的目标，它会很有效。但是如果你从错误的地方开始，通过选择一个无效的目标，一个分子、一个细胞或一个细菌，这些与你试图治疗的疾病没有任何关系，那么即便遵循正确的路径仍然会给你带来麻烦。

希尔德克劳特公布了他的抑郁症新理论的同时，也指出了其中一个漏洞。在 1965 年，几乎没有证据表明抑郁症患者大脑中的肾上腺素或去甲肾上腺素水平异常。大约在 1975 年，当礼来公司的科学家开始寻找第一个 SSRI 时，血清素的情况也是如此。这是一个药物靶点，说得过去，但不是一个有效的靶点。由于医药化学的极大发展，设计专门用于阻断血清素再吸收抑制剂的药物变得越来越容易。在 LY110140 被取名为百忧解并闻名全世界之前，礼来实验室就非常清楚，它具有良好的药理作用，干净利落地击中了目标。但问题是，从来没有多少证据表明血清素是每个抑郁症患者的正确靶点，现在仍然也没有。

我们知道，在生物学上血清素是非常古老的，它存在于每一个神经系统中，就演化来说可以从智人一直追溯到不起眼的蠕虫——秀丽隐杆线虫。但不管是哪种动物身上，与表面有血清素受体的神经细胞相比，制造和释放血清素的神经细胞数量通常少得多。在蠕虫的大脑中，只有 3 个神经细胞能产生血清素，但有数百个神经细胞对血清素敏感。人脑中，产生血清素的神经细胞聚集在一起，在脑干形成两个小核。脑干是大脑最原始的部分之一，靠近其与脊髓的连接处。大约有 50 万个产生血清素的神经细胞，从这个位置较低的部位向两个大脑半球发出长长的分支状投射物，到了那里，它们与数亿个其他神经细胞建立突触连接。这些演化和解剖学的事实具有重要的意义，告诉我们血清素可能对神经系统的基本功能很重要，像是睡眠和饮食的调节，不然人类的血清素系统为何看起来就像蠕虫的血清素系统的放大版？但是，知道血清素通常对抑郁症患者大脑功能紊乱有重要作用，不等同于知道缺乏血清素是导致抑郁症的因素。为了证明这一点，我们需要来自抑郁症患者的数据来证明他们大脑中的血清素水平较低。尽管人们花了几十年时间寻找，但抑郁症血清素理论从未找到关键的实物证据。

　　我极其强烈地感觉到了这一点，是那天在莫兹利医院的门诊部，当我向患者保证 SSRI 类药物可以重新平衡他大脑中的血清素水平时。"你怎么知道这是我的情况，"他问道，"你怎么知道我大脑中的血清素水平不平衡？"我们双方都立刻意识到我对这个问题没有答案。我甚至对怎么去找到答案毫无头绪。在短暂的沉默后，我们按照习惯礼貌地继续谈下去。他带着我开的一个 SSRI 类处方药物离开，并预约了 6 周后回来再告诉我是否有什么不同。他让我觉得自己是个彻头彻尾的骗子。在我的医学生涯中，这是第一次，我看到了自己好像在表演莫里哀荒诞剧里的滑稽角色"蚂蟥"①，一个不学无术的 17世纪医生，告诉患者说他们需要放血，但医生既不知道患者有多少血，也不知道他们需要放多少血。

缺失的生物标志物

这让我想到了为什么百忧解之后一切都不对劲了的解释，我现在认为是最简单的解释：没有生物标志物。

在大多数医学领域，医生一直在使用生物标记。生物标记是对患者生物功能或生化指标的一种测量。如血红蛋白就是一种重要的生物标志物，很容易通过血液检测出来，可用于贫血或血液中红细胞过低的诊断。血红蛋白还可用于预测贫血患者对输血治疗的反应，或识别出血液循环中红细胞过多的罕见患者，这些患者可以用莫里哀笔下医生的出血手术处理一下。因此，用技术术语来说，血红蛋白既是诊断性的，又是预测性的生物标志物。而葡萄糖是另一个常见的生物标志物，它既可以诊断糖尿病，又可以预测对胰岛素的治疗反应。如今，已经有成千上万的生物标志物，而且它们的数量和复杂程度在医学的各个领域都迅速增长着……只有精神病学例外，在它名下，目

---

① 应该是来自《无病呻吟》（又译作《没病找病》），但原剧本并没有一个绰号为"蚂蟥"的医生角色，可能是其他改编版本中用了这个叫法。——译者注

前为止还没有一种血液检测或生物标志物。

在一个理性宇宙中，SSRI 类药物的使用，以及抑郁症血清素理论，将会通过血清素生物标志物来通报和证实。当一个患者来向我咨询如何治疗他的抑郁症时，我将会测量他大脑中的血清素水平，如果这个水平很低，我会推荐一种可能增加血清素的药物。我们可以在开始治疗几周后重复大脑生物标志物的测量，以检查血清素水平是否恢复正常。血清素标志物将允许我们去使用 SSRI 类药物，而不是想当然和可笑地打哈哈，这样才是对患者更有益处的。但是血清素生物标记从未在临床实践中实现，即使在专门的研究中也很难测量。

测定血清素生物标志物的根本困难与血清素系统的解剖结构有关。人类大脑中制造血清素的神经细胞并不多，大部分集中在脑干的几个小簇中。在活人身上，测量这些细胞中血清素水平的唯一可行方法是通过大脑扫描或神经成像。而实践中对大脑里如此小而不易触及的部分进行成像都是千难万阻。有一些研究会使用特殊的扫描仪来测量抑郁症患者血清素转运体的水平。但是，所需的技术相当昂贵，很难在少数几个专科中心以外的地方使用，而且这种方法需要患者接受小剂量但依然显著的放射性标记药物。在日常的临床实践中，它永远不可能被作为生物标志物使用，甚至在抑郁症和血清素的研究中也没有得到广泛应用。

剩下的替代选择就只有测量血液或脑脊液中的血清素和相

关分子。脑脊液是一种流经大脑内部腔室的水状液体。这两种选择都已经在研究中探讨过，但没有付诸实践。血液中的血清素生物标志物并不能可靠地诊断抑郁症，或预测对 SSRI 类药物的反应，而且可能无法很好地代表大脑中的血清素水平。脑脊液生物标志物比血液生物标志物更有可能代表大脑血清素水平。但要提取脑脊液样本进行分子分析，需要进行腰椎穿刺或脊椎穿刺：在脊柱底部的两块椎骨之间插入一根长针，取出两茶匙液体。要承受腰椎穿刺的额外疼痛以取得脑脊液血清素生物标志物的额外诊断价值，并不是合理的。

因此，我们没有生物标志物来指导针对抑郁症的血清来调整的药物治疗，并不是不想尝试，而是我们没有找到。而在缺乏生物标志物的情况下，我们将永远无法直接回答患者为什么应该服用 SSRI 类药物的问题。我们将继续进行试验和试错，尝试一种药物，不起作用的话再换另一种。也许最令人抱歉的一点是，我们会被鼓励去表现得好像所有的抑郁都是一样的。如果我们不能区分血清素水平高的抑郁症患者和血清素水平低的抑郁症患者，我们通常就会假设（就像当年我在莫兹利医院门诊时所做的那样），他们都必须具有低水平的血清素，他们都必须是一样的，这样，对每个抑郁症患者给出一样的首选治疗，就正当合理了。

然而，当我们说他们都是一样的，或者当我们不大声说出来这一点，却实际上把他们当作一样，认为所有抑郁症患者是因为一样的原因而抑郁，能够从一样的治疗方法中受益的时候，我们应该停下来思考"他们"这个词究竟是什么意思。这种情况下，它在任何时候都代表了全球人口的 10％，或者每个经历过这种阶段的人一生中的 25％，或者至少是地球上所有家庭中的一位成员。我敢说，无论直接或间接的影响。我们中没有谁一生之中都未曾受过抑郁的影响，所以说到抑郁症，"他们"和"我们"之间，并没有太大的区别，尽管这种歧视文化会让你认为事实并非如此。而且，至少对我来说，很难相信如此庞大的人类群体，会因为大脑中一个无法测量的分子的波动而受虐。从这个意义上，血清素理论与弗洛伊德那不可量化的力比多理论或希波克拉底那不存在的黑胆汁理论一样，令人不满意。

简而言之，笛卡儿之后，抑郁症处于一种可怜的境地中。根据他遗留下来的流行的二元论正统学说，抑郁症是一种公开的精神错乱，因此它可能会因为遭到歧视而加剧，或者被心理治疗所减轻。它也被当作一种大脑紊乱而进行非正式治疗，使用无法以正常理论解释的药物进行治疗。我们对待抑郁的方式，就好像它不完全是思想的一部分，但也不是大脑或身体的一部分。在如何更好地治疗上面，我们对别人的治疗方法都不苟同——在主张"心灵而非大脑"的心理学支持者和主张"大脑而非心灵"的神经科学支持者之间，发生着无数抱怨争论、文化战争。与此同时，整整一代人的时间过去了，我们还没有找到任何重大的新疗法，现有的药物疗法和谈话疗法的局限性也很明显。尽管越来越多的人开始接受心理治疗，尽管 SSRI 类药物的价格也越来越低，但到 2030 年，抑郁症仍有望成为世界上导致失能的最大单一诱因。在富裕国家，不管是癌症、心脏病、类风湿关节炎、结核病或其他任何身体疾病，都不会像精神疾病——主要是抑郁症——那样造成约占 GDP 3％的经济损失。我们真心不知道该对此说什么或做什么。

是时候翻开新的一页了。

第五章
炎症是如何影响大脑的？

不同寻常的主张需要不同寻常的证据

　　1990 年左右，百忧解上市前后，这一 20 世纪 50 年代意外发现的抗抑郁药物所引发的治疗热潮达到顶峰，而只有几篇论文默默无闻地发表了。它们的标题是这样的：《压力与免疫：大脑与免疫系统关系的综合观点》（1989）《巨噬细胞抑郁症理论》（1991）《重度抑郁症免疫反应的证据》（1995）。这些论文或相关的论文必然发表在名不见经传的期刊上，因为它们的科学假设几乎不能更越界、更离谱了——简而言之，内容古里古怪。他们提出，情绪状态某种程度上与白细胞的活动有关联，意识跨过了笛卡儿分界线与身体相连。在当时的科学氛围下，这个想法"连错都算不上"①。这比错还要更糟。它无异于提出情绪状态与黑胆汁和其他神秘体液的流动有关。而且，相当显然的一点，多年来，这种理论要么被忽视，要么受到大多数

---

①　这是来自物理学家泡利的一句口头禅，表示最大限度地否认。——译者注

其他科学家的高度质疑。

人们经常很难从历史上确定一种新的科学理论是何时取得突破的。我们都站在彼此的肩膀上，几乎所有的新思想都是从旧思想中逐渐衍生出来的，智慧之书也是在许多科学家的共同努力下逐渐成形的。而在突破正发生的时刻就要认识到这一点，甚至比回顾过去时确认它还要更难，因为从定义上讲，一个突破打破了一些东西，它必须打断、扰乱、破坏或挑战某些先前的确定性。所以，在它"造反"的那一刻，一项科学突破将会被所有支持维持现状的保守人士所抵制、否定、掩盖或奚落。

对我而言，那些神经-免疫学或免疫-精神病学的早期论文以现在的眼光看就是突破。它们共同的观点——情绪和炎症是联系在一起的——是对患者常识（如果不是医生常识）的科学性重新定义。我们都知道情绪障碍与身体疾病密切相关。每个人都有过这样的经历：身体受伤后，比如经受了骨折、牙科手术、胸部感染或接种疫苗，偶尔会出现疲乏、社交退缩、情绪低落和其他抑郁症状。在许多非医学界人士看来，身体健康和精神健康是紧密相连的。免疫-精神病学的创新观点则是，这种联系可以由免疫系统来解释。为了验证这一观点，科学家们进行了第一次实验，对抑郁症患者炎症的生物标志物——白细胞和细胞因子——进行测量。

这是前所未有的：我们第一次开始运用现代免疫学的力量

和精确性来帮助了解人类行为和抑郁症。在至少 15 年的时间里，这种开创性努力在传统上被认为是出格之举。2012 年，当我赶上这个故事，第一次注意到它说了些什么，对那些"免疫机制可能会导致抑郁""抗炎药甚至可能是一种新型的抗抑郁药"的说法，我和你一样拿不准，于是咨询了资深同行。

"我一直以为你比这明智点，"剑桥大学的雷吉厄斯（Regius）教授调侃道，这位在葛兰素史克负责研发的高级副总裁继续往下说，"如果五年前你带着这个想法找过来，我会认为你疯了，但现在我不那么肯定了。"他后面的一句话不是在开玩笑了。

我认为笛卡儿二元论的核心假设——心灵和身体是不同领域的传统观念——深藏于这种怀疑之下，对此你不会感到惊讶。但是，如果你点出了他们对神经-免疫学或免疫-精神病学的抵触，现在这些富有经验的科学家不会援引笛卡儿（这些人中的大多数认为哲学与日常工作无关），相反，他们会询问证据、因果关系和机制，直抵问题的症结所在。

科学家希望自己能够被说服，关于炎症和抑郁之间确实存在因果关系。然后他们要知道"如何"和"为什么"。

确切地说，人体免疫系统中的炎症变化是"如何"一步步地改变大脑的工作方式，从而使人们感到抑郁的呢？

"为什么"抑郁症患者会发炎呢？为什么身体的炎症反应会让我们感到抑郁呢？炎症反应本来应该是站在我们这一边

的，它的作用是帮助我们战胜疾病。

这是个大问题，但不是一个不合理的提问，也不是为了科学可信度而付出的过高代价。不同寻常的主张需要不同寻常的证据，在笛卡儿的世界里，还有什么能比身体通过免疫系统与精神相联系这一点更不同寻常呢？

一个顽固的事实

最早的一批免疫-精神病学家中，有许多人使用了同样的简单实验设计来开展开拓性工作。他们招募了两组志愿者，一组是重度抑郁症患者（称为病例组），另一组是健康人（称为对照组）。从每个志愿者身上采集了一份血液样本，测量其中的炎症生物标志物：细胞因子或 C 反应蛋白（CRP），C 反应蛋白是肝脏对高水平细胞因子的反应，可以作为身体炎症状态的间接标志。然后对这些生物标记数据进行分析，以估计病例组与对照组之间的差异大小，并测试差异具有统计显著性的概率。统计显著性的意思是，这种差异不太可能随机发生。

在 1992 年至 2014 年这 20 多年中，免疫-精神病学家们报告了数千例重度抑郁患者和健康对照者的细胞因子测量结果。这些数据共同表明，抑郁症患者的 C 反应蛋白和某些细胞因子的血浓度升高了。这么巨大的差异如果是偶然发生的话，概率大约只有万分之一。

尽管不是一个大规模效应，但结果无法忽略：平均来说，与非抑郁症患者相比，抑郁症患者血液细胞因子水平有适度但却显著地升高。

开展这些所谓对照研究，即测量抑郁症患者与健康人体内炎症标志物水平差异，研究者们的出发点在于：他们认为，将人放在两个完全不同的盒子里（抑郁或健康）的做法是合理的。病例对照的做法让一个普遍假设被当成了事实，即抑郁症可以分出我们和他们：我们非常健康，他们因为是抑郁症患者而和我们非常不同。其实撇开这一点，完全可以用另一种方式看待事物，那就是我们只不过处于一个谱系上，每个人都有一些抑郁症状的经历，有的轻有的重，在现实生活中，抑郁症患者和健康对照者之间没有黑或白的区分。采用这种更多维度的方法，问题就变成了：那些处于抑郁谱系中更严重一端的人是否倾向于有更高的血液炎症标志物水平？答案是肯定的。

迄今为止规模最大的一项测量 C 反应蛋白与抑郁症状关联的研究，是在哥本哈根招募了 73131 名居民完成的。那些经常出现低级别抑郁症状——如认为自己没有取得太多成就或总是想放弃的丹麦普通民众，其 C 反应蛋白水平明显高于那些没有症状的人。并且数据中显示了一种类似于剂量-反应的联系：C 反应蛋白所指示的炎症水平（剂量）越高，抑郁（反应）就越大，表现为消极导向、自我苛责的想法。这种联系是随机发生的概率，据估算，不到万亿分之一。

这是一个令人印象深刻的确凿证据，可以加入重度抑郁症病例对照研究的证据累积。我们现在知道，在日常生活中总感到有些抑郁的人，以及病情严重的患者，更容易发炎。必须明确的一点是，这些研究并不能证明每个抑郁症患者都会发炎，或者说每个发炎的人都会抑郁。但它们确实给了我们非常有力的统计证据，表明抑郁症和炎症在一起发生的概率，远高于我们所预期的随机巧合或运气不佳。自从 20 世纪 90 年代的开创性工作以来，研究不断积累，证据也越来越可靠。抑郁症与身体炎症的生物标志物有关。这是一个破坏性事实的坚固存在。但单凭这一结果并不能证明炎症和抑郁之间是因果关系。我们需要更严格地对待这个棘手但至关重要的因果关系，这样才能开始回答"如何"这个问题。

必须先找到原因

根据定义，我们知道，结果在原因之后，或者原因在结果之前。所以，如果炎症导致抑郁，我们会认为人们在抑郁之前就已经发炎了。许多人在感染疾病后或其他炎症发作后（而非之前）会有情绪低落、忧郁、压抑或流泪的个人经历。我的牙根管忧郁在时间上也吻合这一顺序：在去看牙医并遭受细胞因子的冲击之前，我感觉良好；然后在接下来的 24 小时里，我感到昏昏欲睡、孤立无援、悲观厌世。

研究炎症和抑郁排序的方法之一，是对同一组人的细胞因子水平和情绪状态进行反复测量，并在一段时间内进行反复随访。2014年，科学家对15 000名出生于英格兰西南部的儿童进行测量研究，研究人员在他们9岁到18岁这段时间进行了多次跟踪调查，结果发现，可以通过其9岁时的细胞因子水平预测18岁时的抑郁风险。在9岁的儿童中，细胞因子水平排名处于前三分之一的个体，其18岁时患上抑郁的概率为其他人的1.5倍。重要的是，第一次作出评估时，这些孩子并不比同龄人更抑郁，他们是在有炎症之后才变得抑郁的。

对年长者——对象是在白厅①工作的大约2000名60多岁的英国公务员——的研究也得出了类似结果。在2004年、2008年和2012年，他们分别接受了三次情绪和炎症评估。低度炎症在这组老年人中很常见。其中400人患有慢性炎症，并且2004年和2008年都测到了高C反应蛋白水平，不过这两次评估中未发现抑郁症状。然而，他们在2012年首次患上抑郁症的风险显著升高了，特别是女性身上表现得更为明显。前两次测出高C反应蛋白水平的女性，在第三次评估时首次患上抑郁的概率，高达此前没有炎症迹象的女性的三倍。

这些在两个迥异的年龄组开展的长期跟踪研究，证明了炎症发展可以先于抑郁症发生。但仅仅这些结果仍不足以建立一

---

① 白厅是英国伦敦市内的一条街，这条街及其附近是政府机关的集中所在地，因此它也被用作英国行政部门的代称。——译者注

个因果机制。换言之，如果 9 岁时的炎症没有增加 18 岁时患抑郁症的风险，怀疑论者可能会合理地得出这样的结论：抑郁症的因果影响已被排除或驳回。然而相反的结果，正如实际所观察到的那样，就不能那么地肯定。血液中细胞因子的水平可以预测 4 年或 9 年后的抑郁问卷的得分，这包含了炎症－抑郁因果关系的可能，但还不是决定性或足以令人信服的。炎症"原因"和抑郁"结果"之间相隔太久，而且人们对可能持续多年的因果过程的潜在事件链知之甚少。不过无论如何，我们可以开始通过在更短的时间内观察炎症和抑郁之间的关系，来缩小这一解释上的差距了。

在我有生之年，免疫学在许多医学领域取得了治疗进展，其中之一就是肝炎的治疗。这是一种病毒感染，其中乙型肝炎尤其危险，因为病毒可以潜伏在肝细胞内很多年，避开免疫系统的日常工作，难以彻底消除，引起慢性炎症和肝脏疤痕（也称为肝硬化），并增加了肝癌风险。最早改变这种预后不良的治疗方法是干扰素，一种炎性细胞因子。鉴于乙型肝炎病毒具有免疫伪装性，患者的免疫系统不会自然而然地把它看作致命威胁，而治疗的基本原理就是大量增强其免疫反应，以帮助患者彻底清除病毒。

由于风险如此之高，一种有效的治疗方法即便非常令人不快，在伦理上也可以让人接受，干扰素就是这样。所有的患者都会立即对它做出反应，就好像这是一次严重感染一样——他们会发热，变得嗜睡和厌食——这一系列症状被称为疾病行为，你可以在一只注射了细胞因子的小鼠身上看到。这并不是一种副作用，而是一种迹象，表明这种治疗具有其预期的、激发炎症反应的主要效果。几周后，大多数患者从干扰素治疗的急性效应中恢复，但约有三分之一的患者会出现临床抑郁症。他们总是嗜睡和厌食，自我苛责，内疚悲观，以及缺乏快感，表现得与追求快乐的享乐主义者截然相反。

重要的是必须清楚一点，这种情况发生在那些注射干扰素之前并未抑郁的人身上。他们的经验为人类提供了一些最清晰的证据，证明炎症刺激可以导致抑郁。通过比较干扰素治疗后出现抑郁的患者和没有使用干扰素的患者，我们可以了解更多相关机制。结果表明，有抑郁症背景的患者在使用干扰素后更有可能再次抑郁。这可能是因为他们有一种对炎症做出抑郁反应的遗传倾向。确实有一些证据表明，有基因特征的人更容易发炎，产生高水平的细胞因子，也更容易在干扰素治疗后变得抑郁。

综上所述，从长期的流行病学跟踪研究，到接受干扰素治疗后患者的经历，甚至包括我身上根管术后抑郁的轶事，这些证据表明，身体炎症可能先于抑郁症。如果炎症发生在抑郁之前，那么它可能会导致抑郁。我们还没有回答"如何"的问题，但至少已经确定，这是一个值得去追问更多生物学细节的问题。

大脑中的柏林墙

20 世纪 80 年代的上半叶，作为一个医学院学生的我并不总是快乐的。我在伦敦城的圣巴塞洛缪医院接受临床培训，这家医院于 1123 年由亨利一世宫廷里的一位僧人兼游吟诗人雷西尔（Rahere）主持修建，坐落于城墙外。16 世纪，亨利八世对它进行了重建；17 世纪，哈维·库欣在这里做了关于血液循环的实验；18 世纪，威廉·荷加斯在大殿里绘制壁画；1878 年，据柯南·道尔称，华生医生在这家医院的化学实验室里第一次见到了夏洛克·福尔摩斯。当时他正在研究一种"少量最新植物生物碱"的药理特性，福尔摩斯也许为弗洛伊德开辟了道路。

圣巴塞洛缪医院长期以来一直聚集着伦敦最杰出的医学专家。就拿珀西瓦尔·波特（Percival Pott）来说吧，他是一位18 世纪的外科医生，在我们的教科书中有两种疾病以他的名字命名：脊柱结核①和"扫烟囱工人癌"（阴囊癌）。波特发现这种阴囊癌是由接触烟囱烟尘中的致癌物引起的②，他领导了一项立法，禁止让只有五六岁的孤儿爬上烟囱去打扫卫生。圣

---

① 又称为波特病（Pott's disease）。——译者注

② 珀西瓦尔·玻特（Percivall Pott）于 1775 年首次描述了烟囱打扫引致的癌症，认为这与职业性接触烟灰有关，但真正鉴定出致癌物是 1922 年由另一位医生 R. D. Passey 完成的，所以原文中的说法稍有些不准确。——译者注

巴塞洛缪医院自豪地将他称为历史上第一个找到癌症病因和治愈方法的医生。从中世纪的黑死病到维多利亚时代的肺结核，这家医院经受了伦敦所有的瘟疫；而它还从伦敦所有的灾难中幸存了下来，不管是 1666 年的伦敦大火还是第二次世界大战时期的闪电战。这是一个古老、持久和光荣的机构。

然而，也许正因为这个原因，圣巴塞洛缪医院那时的医学教学方式采用了一种教条主义和说教学徒制：其座右铭是，你可以告诉圣巴塞洛缪的人，但你不能告诉他太多。我们必须学习没完没了的症状、体征和病理生理问题清单——比如贫血的 32 个原因——并经常在教学查房时被顾问们提问，当着其他学生和教职员的面背诵这些列表。在这种仪式化的公开询问压力下，重要的是不要脱口而出错误的答案，或者几乎同样糟糕的是，答案正确，但顺序错了。

"一个女人患有头痛来找你，你首先要做的 10 个诊断测试是什么？"如果你的第一反应是"脑部扫描"，那就会被挖苦了，因为，傻子都知道，这不是你应该做的第一件事，更像是第十件事。"你做的第一件事是什么？""和患者谈谈。""不错。你问她的前三个问题是什么？"

就这样，这种由来已久的方式在我身上持续了三年。我们的反复和训练一样多，过度学习或是把医学知识的某些关键点生硬地连接起来，并通过实例学习某种风格、语言和作为医生的工作方式。我们基本上不会被鼓励去质疑资深的内科或外科医生。我不是唯一一个对这样的教育感到不满的学生，不过我们都熬过来了。但我认为这些经历解释了我现在看到错误事实所感到的痛快，那就是我曾经被教导以非黑即白的确定性去学习，被新知识科学地取代了（图 9 和图 10）。

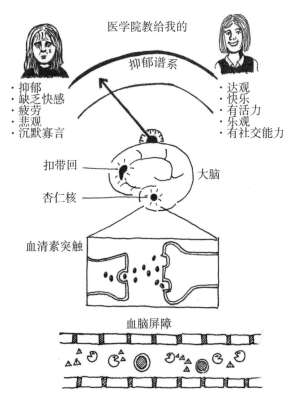

图 9　20 世纪 80 年代，我在医学院学到抑郁症是由神经细胞间突触中的血清素水平降低引起。还有一个常识是，大脑与人体免疫系统完全被血脑屏障——一堵由密集内皮细胞构成的墙——完全给隔开了，它不允许血液循环中的巨噬细胞或细胞因子进入大脑。

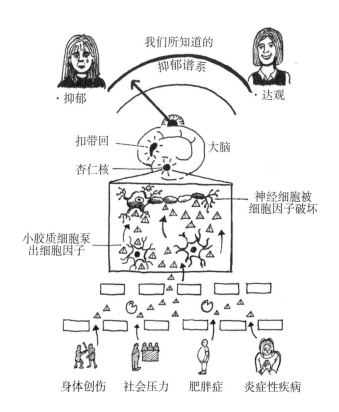

图 10 我们现在知道，许多沟通通道可以跨越血脑屏障。身体的炎症可以激活大脑中的炎性小胶质细胞，从而导致杏仁核、扣带回和大脑情绪网络中其他核心的连带损害。我们还可以更清楚地看到，有许多潜在的相关炎症驱动因素。如 P 夫人的关节炎这样的自身免疫性疾病，还有肥胖和身体创伤都会引起身体炎症。社会压力也是如此，即使是像对着公众讲话这样短暂且相对温和的压力。过去人们无法想象炎症和抑郁之间有机械上的联系，如今我们离炎症如何以及为什么会导致抑郁的答案越来越近了。

　　大脑享有免疫特权——这是我们不久前在医学院学到的东西。它位于血脑屏障后面，免疫系统的细胞和细胞因子根本无法到达。血脑屏障严格地保护大脑免受身体炎症风暴的侵袭。只有当大脑遭受灾难性损伤时，如突然中风或肿瘤的无情生长，免疫系统才能破坏它。正常情况下，血脑屏障被认为是一种不可渗透的防御，让大脑能够在免疫系统无法到达的范围内工作。这一信条要是正确的话，它显然会成为血液炎症蛋白影响到精神状态的机械路径上的一个主要障碍。如果外周炎性信号不能穿过血脑屏障，它们就不能对大脑产生任何影响；如果它们不能对大脑产生影响，那它们又怎么能对情绪或行为产生影响呢？所以你可以看到，为什么柏林墙版的血脑屏障是笛卡儿二元论最具体的表述之一。它通过阻断两者之间的任何交流，来强制隔离发炎的身体和大脑。令人高兴的是，这观点基本上是错误的。

　　即使在当时，这个比喻也不准确。柏林墙是用钢筋混凝土板建成的，而血脑屏障，我们被告知，是用数百万块细胞砖建成的，即内皮细胞彼此紧密相连，形成大脑血管的内层。事实上，免疫细胞，甚至像细胞因子这样的大分子，都无法在内皮细胞的空隙间穿过，而如果它们要从血流中迁移到屏障另一侧的脑组织中，就必须穿过去。那么反过来想，柏林墙似乎被认为是不可穿透的了，只因它是用特别密实的灰浆把砖黏合在一起砌成的。

但现在我们知道，在大脑的某些部位，情况并非如此：相邻内皮细胞之间有间隙——相当于灰浆里有缝隙——这些缝隙大到足以让蛋白质这样的大分子从血液中自由扩散到大脑中。从根本上说，墙壁上的内皮砖并不像烧制的黏土砖那样是固定不动的；它们是免疫系统通信网络中的双重媒介。每一个细胞的一边形成血管（动脉或静脉）的内层，另一边形成血管的外表面，紧靠神经细胞和小胶质细胞（大脑里的机器战警）。内皮屏障的内表面覆盖着细胞因子受体，因此它们可以检测到血液循环中细胞因子传递的炎症信号。内皮细胞可以将这些炎症信号传递到大脑并激活大脑本地的巨噬细胞，这样大脑就会因身体其他部位的炎症而发炎。

这道"墙"不仅可以渗进来炎症蛋白，还可以渗进来更大的炎症细胞，炎症细胞持续在心血管系统中循环。血管壁内表面会吸引血液循环中的白细胞，并积极协助它们通往大脑，挤进血管壁"砖"之间专门制造的特殊缝隙。几年前甚至有研究发现，大脑有一个淋巴管系统，能够把免疫细胞和蛋白质从大脑中抽到附近的淋巴结，在那里和免疫系统的其他细胞混合，然后回到血液循环。这与我们在 20 世纪 80 年代学到的某些知识正好相反，大脑并没有从身体的免疫系统中脱离，而是可以通过多渠道双向跨越血脑屏障，进行自由轻松的交流。

在这些新发现的大脑和身体之间的交流模式中，我个人最喜欢的是炎症反射。从弗洛伊德的老朋友研究赫林-布鲁尔反射开始，我们就知道心率是由迷走神经控制的，当肺部完全充气时，迷走神经就会把心率下调。作为医科生，我们被教导说，赫林-布鲁尔反射是众多反射中的一种，它使大脑能够自动监测和控制许多身体功能，包括血压、出汗、胃酸和肠道有节奏的收缩。当时我从未想过，同样的反射是否也能让大脑自动监控和控制身体的炎症状态。但在过去十年左右的时间里，人们发现，确实存在这样一种由迷走神经介导的炎症反射（图11）。

反射是神经系统中的一种回路，它能自动将传入的刺激与预定的反应联系起来。在炎症反射回路中，输入的刺激是血液中炎症细胞因子的水平。迷走神经的感觉纤维表面有细胞因子受体，因此，如果体内细胞因子水平升高，迷走神经就会检测到炎症状态的变化，并通过血脑屏障直接向大脑发送电信号。这将立即触发一个输出信号离开大脑，反向跨越血脑屏障，穿过迷走神经的运动纤维，到达脾脏，此处正是免疫系统的主要指挥控制中心，充满了白细胞。迷走神经纤维在整个脾脏中都有精细的分支，与数以百万计的免疫细胞密切接触，它发出的信号使巨噬细胞变得不那么愤怒，不那么活跃，产生更少的细胞因子。简而言之，迷走神经接收到体内高的细胞因子信号，并反射性地作用于脾脏中的巨噬细胞，使细胞因子水平下降（图11）。

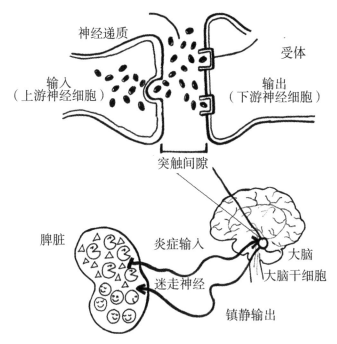

图 11 炎症的神经反射控制。迷走神经检测到脾脏中愤怒的巨噬细胞
所产生的高水平炎性细胞因子,并向大脑发送出一个发炎的输入信号。
在大脑中,携带输入信号的神经细胞与携带镇静、抗炎输出信号的神
经细胞建立突触连接,并把输出信号传回脾脏。

这个例子正反映了一个普遍原理,即人体可以通过负反馈
来实现动态平衡。迷走神经是通过对巨噬细胞产生抑制作用,
或者说通过负反馈来维持自身平衡的(从字面意义上理解,就
是保持不变),否则巨噬细胞会产生过量的细胞因子。"炎症反
射"是那种让我赞叹于"这多么惊人"和"何等明显"的发现
之一。这是关于迷走神经的另一个例证,迷走神经做了通常就

在做的事情——使身体平静下来。从生理学角度来看，这正是你所期望的，但它在治疗上可能有一些有趣的暗示。

刺激迷走神经用以缓解症状的想法由来已久，至少可以追溯到某典故，叫作"议员挠痒"。在圣巴塞洛缪医院流传着这么个故事：中世纪时，伦敦市的高级官员和市议员们在盛宴上因大吃大喝而消化不良，导致不能在市长面前站起来，所以他们必须小心翼翼地处理消化不良症状。这些人通过按摩耳郭找到了一种方法。耳郭是一种弹性的胶原嵴，即贝壳状外耳上那一层隆起，刚好位于让声音通过内耳的开口上方。揉耳郭是紧急治疗消化不良和焦虑的好方法。以上就是"议员挠痒"的由来。

圣巴塞洛缪认为这种方法之所以起作用是因为耳郭上的一小块皮肤，是体表唯一一处由迷走神经介导触觉的部位（当然傲慢的议员们并不知道原理）。摩擦耳郭皮肤会刺激迷走神经的感觉纤维，并向大脑发送信号；这会通过迷走神经的另一个不同分支触发对胃的反射反应，使其减少刺激性胃酸的产生，而胃酸正是引起大多数消化不良症状的原因。

下次如果想让胃不那么酸胀，你可以试试这个办法。不要期待奇迹，但总会有点效果。如果你对一次按摩一个耳郭的镇静效果感到失望，还可以试着同时按摩两个耳郭，同时深吸一口气，屏住呼吸。这样你就将以两种方式刺激你的迷走神经——"议员挠痒"和赫林-布鲁尔反射。在众目睽睽的市长宴会上这样做将是一种极具社交挑战性的技巧，但正如我小时候被教的那样，它是治疗打嗝的绝佳法宝。

现在有许多其他方法来刺激迷走神经了，而不是通过"议员挠痒"。有些振动装置会安置在耳朵里，像助听器一样，为你摩擦耳郭。更具侵入性的是，还可以在体内植入电刺激器，对迷走神经进行精确定时的电击。这需要外科手术，但操作并不难。迷走神经纤维从脑干一直延伸至腹部和脾脏，在手术中都很好找。电极可以直接接入神经，然后在患者自己或医生的控制下对神经进行电刺激。

由于迷走神经发出的信号增加会抑制脾脏巨噬细胞产生细胞因子，因此可以预见，电刺激迷走神经会降低炎症性疾病患者的细胞因子水平。最近在类风湿关节炎患者身上进行这项试验时，结果虽然与预期一致，但仍令人吃惊。每天 20 分钟的迷走神经电刺激可迅速导致血液细胞因子水平大幅降低，患者报告的关节疼痛症状也减少了。当根据实验设计停止刺激 10 天后，细胞因子水平和症状评分均将升高；而当刺激恢复后，细胞因子和症状均又依从性地再次下降了。通过刺激（或不刺激）迷走神经，我们可以像按开关一样关闭（或打开）类风湿关节炎的身体炎症。这是一个惊人的颠覆性发现，基于新的科学，当我还是个毛头小伙子时还没有这样的科学，它开辟了一个全新的生物电子医学领域，使用电子刺激器来控制或恢复免疫系统。

发炎的大脑

1985 年，我离开了医学院，之后不久，"柏林墙"和"大脑墙"都被摧毁了。我们现在知道血脑屏障是开放的，免疫系统和神经系统能以许多不同的方式进行交流。它并没有在大脑和身体之间形成严格的笛卡儿分界线，也不再阻碍炎症如何导致抑郁的机械解释。知道血液中的细胞因子信号可以穿过血脑屏障这一点很重要，这是朝着知道如何做的方向迈出的重要一步。但要完全回答这个问题，我们仍然需要了解炎症信号一旦到达大脑，会对大脑造成什么样的影响，正是这一影响使人更容易感到抑郁。

在人类身上解决这一问题，最可行的方法是使用大脑扫描技术，比如功能磁共振成像（fMRI）。使用 fMRI，我们可以在人们看不同的东西或做不同的任务时扫描大脑的血流变化。大脑对那些完成特定任务或感知特定刺激最为重要的部分，血流增长最快，并将在 fMRI 扫描中显示为热点。那么，如何利用这项技术来研究一种情绪状态呢，比如悲伤或抑郁？

早在 fMRI 扫描仪发明 100 多年前，查尔斯·达尔文已经认识到，人类早就高度演化到能够检测他人面部表情的程度。当我看到一张表达某种特定情绪的脸时，这次观看也会在我身上引发同样的情绪。因此，如果我想让人们在 fMRI 实验中感到悲伤，那么我可以简单地向躺在扫描仪中的他们展示悲伤面孔的图片。这个实验已经做过几百次了，结果非常一致。看到悲伤的面孔，因此体验到轻微的悲伤感，导致大脑四五个部位的血流量增加，比如杏仁核和扣带回皮质。人类大脑中被悲伤和其他情绪激活的区域彼此通过突触相连，我们可以把它们统称为一个情绪大脑网络。这是支撑我们主观情绪状态，也就是那些悲痛、伤心和难过时刻的神经基础。尽管它能让感觉和情绪都变得非常个人化，但这种基础设施并不是我们每个人所独有的。显然它是人类之间共享的，而且也与其他动物共享。达尔文对此一无所知，但如果他得知人类情绪大脑网络的某些组成部分，如杏仁核，在演化过程中可以一直追溯到爬行动物进化时期，应该也不会感到惊讶。

fMRI 向我们展示了关于抑郁症的一个事实，它通常与这个前人类情绪大脑网络的变化有着关联。当抑郁的人看到一张悲伤的脸时，他们的悲伤情绪大脑网络会像健康人一样被激活，但程度更强烈。重度抑郁症一直与杏仁核和扣带回的过度激活相关，而在使用选择性血清素再摄取抑制剂治疗几周后，抑郁患者的症状减轻，杏仁核的激活也会显著降低。简而言之，与 fMRI 出现之前相比，我们现在对抑郁症的精神状态与大脑功能变化之间的关系有了更好的认识。了解了这一点，我们就会预想，来自身体的炎症信号或电击（目前已知会导致抑郁症状）应该会增加情绪大脑网络的激活。那么如何在人类身上安全地测试这个想法？

有一种能够引起短暂抑郁状态的炎症休克，但对于人来说是相对安全的，疫苗接种是一个很好的例子。如果要在中期有效预防感染，疫苗接种必须产生保护性免疫反应；但在短期内，它也经常导致情绪和行为的变化。我上次接种伤寒、破伤风和肝炎的混合疫苗时，护士用一种实事求是的方式警告我说，可能会有几天觉得有点"不舒服"，甚至可能需要请一天假。她没有告诉我为什么。当我问她原因时，她并没有给出真正的答案："这只是你的身体处理它的方式。"虽然她无法解释，但可以预测，她说的是对的，我确实有 24 小时左右觉得有点不舒服。相比牙根管手术的后续影响来说，还不算太坏，但是那天晚上我感到疲惫、烦躁，对我的家人发牢骚，说在接下来的（一辈子也就这么一两次的）非洲度假期间，我们都一定会死于血吸虫病、疟疾或其他一些没有疫苗可以接种的热带疾病。所以你可以预测，如果我在接种疫苗后的第二天进行扫描，当我发现很难感到愉悦，我的情绪大脑热点会比前一天情绪好的时候更"热"。

这一预测最近被拿去进行验证，20 名健康的年轻人在看表情照片时做了两次 fMRI 扫描，一次是在接种伤寒疫苗后，一次是在注射安慰剂后。疫苗接种提升了血液中细胞因子的水平，引起轻度抑郁症状。它还导致与抑郁症状严重程度相关的扣带回皮质活动增加，使得接种疫苗后最抑郁的人和炎症细胞因子反应最强的人，在情绪大脑网络连接方面表现出最大的变化。大脑的"处理它的方式"比旅游诊所给的解释要复杂一些，但从科学上讲，接种疫苗后的炎症休克会导致情绪大脑热点的激活增加，进而导致注射后几天出现轻度抑郁症状，这是有道理的。

fMRI 是一项了不起的技术，我们很幸运能拥有它。但它永远无法完整地解释炎症导致抑郁的机制。这是因为 fMRI 扫描仪能在人脑中看到最小的东西大约是 1 立方毫米。跟传说中针头的大小差不多。这是一场非凡的技术之旅，我们可以无痛、可负担、几乎毫无风险地测量如此小体积的人类脑组织，仅仅需要 15 分钟。然而，它的空间分辨率远远达不到（也永远达不到）观察单个细胞或神经元的水平。1 立方毫米含有大约 10 万个神经细胞。为了更全面地了解炎症对大脑的影响，朝着搞清楚其怎么产生影响的方向上更进一步，我们需要知道在神经细胞和小胶质细胞水平上发生了什么。

要深入了解这些细节，我们就需要把科学研究的重点从人类转移到其他物种了，比如大鼠和小鼠，或者转移到试管中培养或生长的细胞上。这将给我们带来更好的空间分辨率，并在关于免疫细胞改变神经细胞工作方式的机制中的精确细节问题上进行更严格的实验控制。然而，动物试验在抑郁症中的科学价值经常也会受到挑战，即如何将这种在"低等"动物身上操作的精细生物科学，转化为对人类抑郁症的理解和治疗。

从笛卡儿开始，将动物神经科学转化为人类状态就一直是个问题，因为他并不认为动物有灵魂。最崇高的精神状态，如与上帝的交流，不应该存在于动物身上。当然，笛卡儿也认识到，动物在对周围世界做出反应时，通常会表现出智慧或适应性。因此，他提出，大脑的某些功能——如记忆和情感——可以仅由大脑的物理机制机械地传递。这与"更高级"的、更独特的人类意识（比如美感或真实感）形成了对比，这种感知依赖的是一种挥发性的动物精神①。

对于笛卡儿和我们这些作为他的哲学继承者来说，问题在于，你在哪里划清界限？你如何将人类状况从整体上分成两部分，一部分是可以被大脑机器解释的，就像在动物身上一样；另一部分是无法用世界上的语言解释的，只能被作为人类的我们主观地知晓？随着他对这个问题的深入思考，笛卡儿越来越倾向于这样一种观点，即人类状况很大程度上都像动物。在他那不合时宜的晚年，他只把精神上、美学上或智力上最强烈的想法视为独属于人。人类生活的绝大部分，在他之外的世界里发生的几乎所有事情，所有的日常事务，如喂食、睡觉、交配、育儿、竞争与合作，所有那些人们去做的普通生活琐事，他所能想到的，都不是为人所独有。人类大多数状况都可以由

---

① "动物精神"的概念源自希腊医学理论，是以盖伦为首的亚历山大学派所提出的。笛卡儿在他的理论体系中讨论过三种精神：自然的、生命的和动物的，按大小和活动来区分，但只有最后一种是他认为起到了中心的心理生理作用的。在生前未及出版的《论人》一书中，他解释说，动物的灵魂随着血液离开心脏而逐渐从血液中过滤出来，最细小、最细微和最活跃的颗粒上升到大脑的中央室（松果体所在之处）。——译者注

人类大脑机器来控制，就像猫或狗身上的类似行为必须由它们的大脑机器来控制一样，因为它们没有具有活力的灵魂。

因此，笛卡儿可能会偏执于现代动物实验的价值，寄希望于这些实验能更多地揭示人类抑郁障碍。他可能会认为，由于抑郁症会影响睡眠、食欲、社交能力、体力活动——这些都是动物行为的表现形式——这些症状至少应该完全由人类的大脑机制驱动，因此可以通过动物实验得到有用的信息。而在另一方面，他可能又会担心，那些黑暗、罪恶的幻象，以及忧郁心灵所遭受的精神上或存在主义的折磨怎么办呢？那些认为自己一文不名的念头或那些认定未来只能是悲惨的认知又该怎么办？这些肯定都归于人类特有的经验，动物实验无法以任何方式提供信息，但或许却是情绪障碍最具破坏性的症状。在这种情况下，笛卡儿说不定会想，很难看出在心理健康研究中使用动物的意义。

这种怀疑一直贯穿于精神病学和心理学的所有动物研究。我发现，一个优秀的笛卡儿学派医生完全有权利将整个领域抛到一边。"没人相信精神病学中的动物模型。"我被权威人士多次告知。并且至少其中有一次，整件事被描述得好像一场拟人化的哑剧："接下来你会告诉我，大鼠们会为自己感到难过，或者小鼠们有时会怀疑是否值得活下去！"

但说真的，我认为，笛卡儿立场中偏执的一面在动物研究里得到了更为确切的证明，指出了炎症是如何导致抑郁行为的。正如我们在第一章中所看到的，实验已经证实，当一只大鼠或一只小鼠发炎时，它的行为会立即发生深刻变化，这种变化是复杂的，但却可以预测。发炎的大鼠变得不那么活跃，吃喝更少，避开其他同类的陪伴，睡眠/清醒周期被打乱。它显示出疾病行为。在一次急性炎症休克（如注射脂多糖，使巨噬细胞呈红色的分子条形码）后，大鼠的行为几乎立即改变，并在24～48小时内保持高度异常，然后经过几天逐渐恢复正常。如果给它注射第二剂脂多糖，接下来的几天将再次出现疾病行为。同样，如果一只小鼠注射了抗结核病的卡介苗，接种后的头几天里，它会经历一个短期疾病行为阶段，但随后会有数周时间与其他小鼠保持社会隔离，并对生活提不起兴趣。看起来，这只小鼠好像是因为发炎而患上了抑郁症。

我用了"好像"这个词，是因为要警惕受到拟人观①的指控。我们显然无法确定小鼠是否感到抑郁，或者它能想象自己的生活比以前更快乐还是更不快乐，又或是想象别的小鼠生活得比自己更快乐还是更不快乐。我们只知道，在正常情况下，如果让小鼠在纯净水和加了糖的水之间进行选择，它们和许多孩子一样，会更喜欢糖水。我们假设它们的行为偏好是由一种带奖赏的愉悦感所驱动的，正如我们所知，儿童就是如此。我们还知道，当接种完卡介苗后再次对小鼠进行测试，它们将不

①　将人类的形态、外观、特征、情感、性格等特质，套用到非人类的事物如动物、神和物体上。——译者注

再喜欢喝糖水，在行为上对面前的选择表现得很漠然。我们认为这是因为它们失去了享乐主义的、追求快乐的吃糖动力。从它改变了的行为当中，我们可以推断出它们对快乐的心理体验的改变，和那些重度抑郁症患者核心症状很相似，就是快乐或快感的缺失。就我个人而言，我认为这是一个合理可靠的推理路线，最大限度地缩小了动物和人类之间的转化差距，因此不是可笑的拟人观。我可以一厢情愿地想象，笛卡儿本人可能也同意这看法，但我没法肯定。

从哲学上讲，把注意力集中在动物实验上要比集中在动物行为或推断思维上简单得多，动物实验会告诉我们，炎症如何影响大脑（毋庸置疑这是身体机器的一部分）。我们知道，如果将一剂细菌毒素，如脂多糖，注入大鼠的血液，脂多糖分子本身不会立即进入大脑。血脑屏障将把它们挡在外面。但大鼠对脂多糖的炎症反应会穿透血脑屏障：大鼠体内被激活的巨噬细胞释放出的细胞因子，可跨过血脑屏障传递炎症信号，继而激活大鼠大脑中的巨噬细胞。

出于历史原因[①]，大脑中的巨噬细胞被称为小胶质细胞，尽管名字不同，小胶质细胞与身体其他部位的巨噬细胞非常相似。它们一生中大部分时间，都在静静等待着麻烦出现，等待着敌对特工的局部入侵，或者等待着其他部位的受攻击免疫细

---

① 圣地亚哥·拉蒙·卡哈尔的学生皮奥·德尔·雷奥·霍特加（Pio del Rio Hortega）在 1920 年左右首次将这些细胞称为"小胶质细胞"，接着在 1927 年描述了小胶质细胞对脑损伤的反应。——译者注

胞发出广播征集令。当小胶质细胞接收到身体在注射脂多糖时产生的炎症信号时，它们会变得更愤怒和活跃，并开始释放细胞因子，在大脑中有效地呼应或放大身体的炎症状态。而且，就像在身体其他部位所发生的一样，大脑中小胶质机器战警们被调动，会对无辜旁观者及周围组织的神经细胞造成连带伤害。

当巨噬细胞大军在"格杀勿论"的命令下被调动起来时，不管是在肺里、关节里还是在大脑里，它总是会对邻近区域造成破坏。大脑有一点要比身体其他部位强点，至少避免了慢性炎症留下的疤痕——它不会像 P 夫人的手那样，因指关节周围的纤维挛缩而变形，形成机械扭曲的疤痕组织。但是，大脑会遭受小胶质细胞激活以其他方式造成的连带伤害：神经细胞更容易死亡或萎缩，细胞间的突触连接更易于失去可塑性而变得僵硬，并且神经递质如血清素的供应很可能遭到破坏和中断。

愤怒的小神经胶质细胞不仅能杀死邻近的神经细胞，还能阻断形成新神经细胞的再生过程。虽然没那么极端但依然严重的情况是，小胶质细胞的激活可能会使得神经细胞的适应性降低，或可塑性降低。神经细胞，尤其是神经细胞之间的突触连接，通常是可塑性的。为了避免引起疑惑，要说明一下，这并不表示神经细胞是由聚苯乙烯或聚氯乙烯之类塑料制成的，而是说它们能延展或可重塑，就像由橡皮泥制成的一样。随着时间的推移，突触连接可以加强或减弱，神经细胞之间最有用或最常用的连接会加强，而不太有用或不常用的连接会减弱。弗洛伊德是最早想到这一点的人之一，虽然他实际上并没有看到突触，当时也不能确定它们存在与否（图 5 和图 8）。而现在，突触可塑性已被认为对于适应性行为、学习和记忆非常重要。因此，由小胶质细胞激活引起的突触消失和突触可塑性丧失，为炎症和发炎动物身上观察到的记忆丧失、认知障碍和准抑郁行为之间的关系，提供了一个合理的解释。

　　小胶质细胞的激活也会对神经细胞如何处理传递信号的递质产生不利影响，这些递质是通过突触间隙将信号从一个细胞传递到另一个细胞的。这一点在血清素上表现得尤为明显，血清素是选择性血清素再吸收抑制剂的靶向神经递质。正常情况下，神经细胞从一种叫作色氨酸的原料中制造血清素。但是愤怒的小神经胶质细胞释放的细胞因子，会指示神经细胞使用同样的材料来制造其他的最终产品，比如犬尿氨酸。这在两个方面都是坏消息。首先，这意味着可以释放到突触中的血清素更少，血清素信号被认为在控制睡眠、食欲和情绪方面很重要，因此正常节律将被打乱。其次，取代血清素而生产的犬尿氨酸和许多其他分子是有毒的。它们毒害神经细胞，使其兴奋过度，代谢衰竭，最终被杀死。

　　小胶质细胞激活的净效应是血清素信号被破坏和取代。考虑到血清素对抑郁症的理论重要性，以及有多少种抗抑郁药物是通过这种物质起作用，动物大脑中的这些炎症效应就可以解释在最细微的分子水平上，炎症是如何导致抑郁症的。当炎症降低了血清素在突触中的释放量时，它就会有效形成和选择性血清素再吸收抑制剂的对抗，而后者被认为是能增加突触血清素水平的。这就解释了为什么许多所谓的难治性抑郁症患者，对选择性血清素再吸收抑制剂或其他抗抑郁药物治疗反应不佳，这部分人也很有可能是炎症患者。

＊　　＊　　＊

精神病患者里的重度抑郁症病患，和普通人群中较轻的抑郁症状，都与血液中炎性蛋白水平升高密切相关。从过去 20 年里不断增长的病例对照研究和流行病学研究来看，这一点似乎毋庸置疑。虽然重度抑郁症病患的精神病诊断在传统上和身体疾病不相容，但从数量巨大的就医患者来看，重度抑郁症和炎症之间的关系却存在着机械上的相容性。这些患者像 P 夫人一样隐藏在人们的视线之外，其抑郁是在身体患有炎症性疾病的背景下产生的。

我们现在也有强有力的证据表明，炎症可以先于抑郁或预测抑郁，这是炎症成为抑郁原因的必要条件。对于"如何导致"这个问题，我们有了越来越好的答案。我们可以看到细胞因子信号是如何穿过身体和大脑之间的屏障的，而这在传统上被认为是不可逾越的。在人类身上，我们可以看到，即使是轻微的炎症性休克，如接种疫苗，也能增加情绪大脑网络区域热点的激活。在动物身上，我们可以更详细地看到身体的炎症如何扩散到大脑，激活大脑自身的巨噬细胞或小胶质细胞，并对神经细胞、突触和血清素代谢造成连带损害。在人类和小鼠身上，在功能磁共振成像的粗放尺度和细胞与分子的精细尺度上，我们可以看到炎症是如何引起大脑的变化，进而导致我们的精神状态或动物行为的抑郁趋向变化。

　　这只是科学文献的冰山一角，还有更多细节可以提供给那些有兴趣想了解更多的人。然而最顽固的笛卡儿主义者，最顽固的二元论者，仍然不会被说服。他们会抱怨说，证据还不足以证明精神和身体是由免疫系统联系在一起的。事实上，公平地说，这种机械的叙述还不是很清楚，还存在着很多悬念和空白，以及很多我们所了解的动物和人类之间的鸿沟。神经-免疫学的科学进展是如此之快，许多基于小型研究或实验方法的结果很快会过时。但这是任何一门快速发展的科学的正常状态。最近取得的戏剧性进展，已经使我们认识到，关于"如何导致"这个问题，就算还没有完全得到解决，但似乎也越来越像一个容易解决和合理的问题了。

第六章
为什么炎症会导致抑郁?

我们可以知道关于炎症是如何导致抑郁的一切,我也满怀信心,期待接下来几年会知道得更多。但我们仍然会有一种不完整的感觉。如果只知道"如何导致",还是遗漏了一些什么。

我们仍然需要知道"为什么"。为什么有些抑郁症患者一开始会先发炎呢?而且,更普遍地说,为什么免疫系统的炎症反应,本来被认为是帮助我们在充满敌意的世界中生存的手段,却似乎与我们作起对来,使我们在发炎时感到抑郁?

什么使你发炎 (和抑郁)?

有几种可能的身体炎症来源,或许与抑郁有关。

一个显而易见的候选者是炎症性疾病。我们现在知道,抑郁症在 P 夫人这样的患者中很常见,他们患有严重的炎症或自身免疫紊乱,举例来说,有类风湿关节炎、糖尿病或动脉粥样硬化,等等。然而,在大型的重度抑郁症研究中,不会用生理疾病来作为解释细胞因子或 C 反应蛋白水平提高的原因。

这是因为，根据美国精神病学协会的官方诊断标准，抑郁症患者只有在没有身体疾病的情况下才能被诊断为重度抑郁症患者。在我看来，这挺奇怪的，如此便意味着像 P 夫人这样的病人，几乎符合所有的抑郁症诊断标准，但严格来说却不能被称为重度抑郁症患者。在临床实践中，许多处于 P 夫人状况的个体，要么他们的精神健康症状轻描淡写地就被忽略了，要么就是被诊断为所谓的"共病"抑郁症。这种共病标签意味着他们的医生认识到，患者的抑郁症与关节炎等炎症性疾病有关，因此它不是精神病学家所定义的重度抑郁症，也不是由存在于免疫系统中的、引起关节炎的同一病理过程所导致。

莫里哀可能已经认识到，共病是一种医学趋势的表现，就是用花哨名词来修饰患者的症状，却不去实际解释症状的来源。直到今天，一个优秀的笛卡儿学派医生都可以用"共病性抑郁症"这个短语作为一种编码方式，对他的患者说"你会抑郁的，不是吗?"真实情况正好相反①，正如我们所看到的，现在有证据表明，目前所称的共病抑郁症，被解释说纯粹是由于心中思考患病这一可悲事实所引起的，实际上很大一部分却是炎症性抑郁症，由严重的炎症疾病所产生的高水平细胞因子和巨噬细胞活性所引起。

无论如何，根据定义，身体疾病不能解释重度抑郁症患者的炎症来自何处。那还有其他貌似可能的罪魁祸首吗?或者，

---

① 这里作者用了法语 Au contraire。——译者注

更准确地说，是否有任何已知的来自抑郁症精神病学诊断的风险因素，可以解释炎症的增加？

体脂，或说脂肪组织，是炎症性的。脂肪组织中约60％的细胞是巨噬细胞，它是免疫系统的"机械战警"，也是炎性细胞因子的主要来源之一。体重指数较高的超重或肥胖者，其血液中细胞因子和C反应蛋白水平通常会高于较瘦者。我们也知道超重的人更容易抑郁。但这是因为肥胖导致抑郁，还是因为抑郁导致肥胖呢？因果箭头可以指向任何一个方向，也可以同时指向两个方向。抑郁可能会导致行为改变，如利用吃高热量食物来缓解情绪，从而导致肥胖。但这也可能反过来。因为在当今的"外貌羞辱"文化中，肥胖很可能会使人因为自己的外观而面临批评和自我苛责的心理压力，从而导致抑郁。或者肥胖会通过在免疫系统中增加体内巨噬细胞的总数和血液细胞因子的水平导致抑郁。无论如何，至少可以确定的是，肥胖既会引起炎症，又会增加抑郁的风险。

和肥胖一样，年龄既是炎症增加的原因，也是抑郁的风险因素。随着年龄增长，我们的身体越来越容易发炎：所有其他因素保持不变的情况下，细胞因子和C反应蛋白水平会随着时间推移而升高；我们的先天免疫系统的威胁意识会稳定上升。我们也会变得更加焦虑和沮丧。与肥胖相比，年龄和两者的因果关系更清晰一些。我想我们都同意衰老，或者至少是时间的流逝，不是由抑郁或炎症引起的。无论你是否忧郁，无论你是否发炎，时间的流逝都是一样的。因此，我们可以有把握地说，年龄的增长会导致炎症的增加和抑郁风险的增加，而不是反过来。但炎症的增加是否能解释与年龄相关的抑郁风险的增加；或者无论你的血液细胞因子水平如何，只要意识到自己正在走向坟墓时就会感到抑郁？现在还都不好说。

除了年龄和肥胖，还有其他几个因素可能会增加炎症和抑郁的风险。例如，人体的炎症状况显示出明显的季节性变化，在北半球冬季的 11 月、12 月和 1 月，欧洲人血液中细胞因子水平较高，而同一时间段，正在享受南半球夏季的澳大利亚人血液中细胞因子水平则较低。显然，免疫系统在冬天更容易发炎，这可能是因为在冬天患流感或其他传染病的风险增加了，而冬天也是抑郁症状风险增加的时候，尤其是对季节性情绪紊乱的人来说。这是巧合吗？抑或是免疫系统的季节性或昼夜节律导致了年度或每天的情绪波动？我们也还不知道。

正如你所看到的，神经-免疫学还是一门年轻的科学，还无法回答它已经开始提出的所有问题。但有趣的是，就抑郁症患者身体炎症的合理来源而言，一个最清晰的线索已经出现，它不是如年龄、肥胖或日照时间这样的物理因素。它是一个社会因素。

压力如山大

压力是抑郁症最众所周知的原因之一，也是人们最不了解的。大家都熟悉的一个生活常识就是压力事件会导致抑郁，关于这一点，每个人都有着亲身或间接的体验。流行病学研究证实，这是一个巨大的抑郁症影响因素，特别是那些由所谓的重大生活事故——如配偶、父母或孩子死亡，或失业，或其他一些丧亲之痛或蒙羞受辱——所带来的压力。在这种情况下，与空白背景对比，你患抑郁症的概率会高出 9 倍。反过来讲，大约 80％的抑郁症发作之前都有过一次紧张的生活事件。最致郁的压力，来自那些既失去重要关系又遭到社会排斥的事件。一个对妻子提起离婚诉讼的男子，由于失去婚姻关系，患抑郁症的风险将高出 10 倍；而被妻子提出离婚的男子，患抑郁症的风险将高出 20 倍，因为失去婚姻的同时，还蒙上了被抛弃的羞辱。

压力对抑郁风险的影响再清楚不过了。目前尚不清楚的是，社会压力如何会对抑郁症产生如此灾难性的影响。像往常一样，你会有一个很好的笛卡儿式观点作为解释，不是吗？如果你妻子和别人私奔了，如果你刚刚被解雇了，我打赌你也不会太高兴。但是，和往常一样，这在科学上并没有启发，在治疗上也没有帮助。它可能意味着，在压力之下变得抑郁是个人的选择，或者是一个不够坚忍的性格的证据，换个方式来讲，这属于个人的错误。总之，压力带来的痛苦被道德上无法克服的耻辱感加重了。不过，在过去的 20 年里，支持另一个替代观点的人明显增多了。该观点认为压力导致抑郁是基于身体的炎症反应，而不是大脑的内省反思。

重要的生命事件会对免疫系统产生影响的第一个线索是，死亡带来的悲伤会缩短预期寿命。如果你的妻子和你离婚，或者你生活中遭遇了其他可怕事件，不仅患抑郁症的风险会因此变得很高，而且患上癌症或心脏病的可能性也会变大，你的预期寿命要比事件发生前缩短。俗语说"死于心碎"，好像这只是一种比喻，但我们知道它就发生在我们周围：失去亲人后，人们会死得比预期要早。我听过很多关于一对相伴多年的夫妇在几周内相继去世的故事。这种故事每个人都听过吧？一项新近研究证实，丧失亲友不久的人因心脏病发作或中风而死的风险会增加一倍。失去终身伴侣所带来的情感和社会冲击，也将对你的健康和生存产生巨大的负面影响。保险公司对此了如指掌。这就是他们为顾客提供丧亲咨询的原因。巨大的悲伤会杀死你。这是另一个可能从免疫学角度进行解释的顽固事实。

我们现在知道，一个紧张的生活事件会如同在免疫系统的池塘里投下一块石头，导致所有不同类型的免疫细胞在工作和相互作用的方式上发生重大变化。在自我前线巡逻的巨噬细胞，会因丧亲之痛而变得愤怒或更加活跃，并泵出更多的炎性细胞因子进入血液循环。巨噬细胞的过度活动会引起动脉粥样硬化炎症增加心脏或大脑血管中形成血栓的风险，从而使心脏病发作或中风的可能性变大。这是为什么你会死于"心碎"的一种解释。

与丧亲相比，社会压力不那么单一和极端，但也会引起巨噬细胞的炎症激活。炎症的生物标志物，如细胞因子和 C 反应蛋白，在许多压力情况下都会增加，包括贫穷、债务和社会孤立。那些阿尔茨海默病患者的护理人员，每天都承担着照顾痴呆症患者的配偶或亲人的责任，他们的炎症生物标志物就会升高。童年时遭受贫穷、漠视或虐待的成年人也是如此。

一项来自新西兰的重要流行病学研究，跟踪调查了 1037 名 1972 年至 1973 年出生于达尼丁市的儿童。研究对这些儿童的社会经济地位（粗略来说，就是父母的财富）、被社会孤立和虐待经历进行了仔细评估。当 30 年后，他们成年了，接受了重新评估，那些在儿童时期遭受贫困、孤立或虐待的人，其炎症、抑郁和肥胖的发病率大约是其他人的两倍。早在几十年前我们就知道，免疫系统对儿童感染或接种疫苗有长期记忆。现在我们开始明白，免疫系统也可以记住童年时期经受的攻击、饥荒或其他早期生存的严重威胁。儿时被虐待过的幸存者成年后，免疫系统可能一触即发，随时准备对轻微感染和社交挫折做出反应，表现为或轻或重、会导致抑郁症状的炎症。有一种新颖的、与免疫相关的看法，可以解释儿时受虐对成人心理健康的不良影响，这种影响早在 100 多年前就被胆识过人的弗洛伊德（和布洛伊尔）认识到了。

但你实际上不必经历抑郁、丧亲或被虐，就能知道社会压力是什么样的。有些事情几乎会让每个人都在某种程度上感到压力，公开演讲就是其中之一。在很多人面前站起来，马上要对着他们说话，哪怕只有几分钟，也几乎总是会引起主观上的恐惧或焦虑，伴随着客观的身体唤醒，血压、心率和出汗量都会增加。人体对公开演讲的反应，是身体面对挑战时"战或逃"的一种减弱版：刺激肾上腺素和去甲肾上腺素，激活交感神经系统。同时，降低迷走神经的镇静、抗肾上腺素作用。对一些人来说，这种肾上腺化、焦虑的状态是如此令人厌恶，以至于他们不愿意让自己经历这些。在公共场合被问到问题，就像我们这些医学生在圣巴塞洛缪医院的病房里被询问时，也很有压力。即使是那些现在看似很擅长公开演讲，能很快接住抛过来的问题的人，在过去也常常需要付出努力去控制自己对演讲的无意识、反射性焦虑。我们早就知道公开演讲所能带来的那些压力，而直到最近才了解到，即使是像公开演讲那样相对较小的压力，也会导致身体迅速发炎。

"特里尔社会压力测试"是一项在实验控制形式下进行的公开演讲模拟挑战。实验对象或参与者被要求向四名观众发表 12 分钟的演讲，然后由观众就心算问题进行四分钟的提问。实验通常是这样安排的：参与者站在一张桌子前说话，桌子的另一边坐着观众，他们每个人都穿着白色的实验室制服，脸上带着不满意的表情。我们可能都想象得出，这种经历会给参与者带来多大的压力——即使他们意识得到这不是真的，这是一个伦理上被认可的实验，自己的表现也不会导致任何严重的错误。

一群快乐且健康的教师参加了最近一项研究，他们对自己的工作较为满意。他们在进行"特里尔社会压力测试"前后，给研究人员提供了两次血样。这些人于20世纪90年代供职于德国的学校，检测发现，刚刚完成公开演讲后，他们血液中循环的巨噬细胞明显比以前更活跃，并释放出了更多细胞因子。同样的实验又在第二组教师身上重复了一遍，有所不同的是，这些教师对自己的工作感到失意沮丧。众所周知，教师是一份压力很大的工作，有很多人提前退休，还有很多人因为生病而缺勤。第二组教师认为，自己为工作付出的努力没有得到足够回报，而自己的责任重担也并没有得到诸如金钱、晋升或来自学生和同事的尊重之类的补偿。他们还在尽力坚持上班，但已筋疲力尽了。在测试前，筋疲力尽组教师们的巨噬细胞就比快乐健康组教师们的巨噬细胞显得更愤怒；而在测试时，由于公开演讲所带来的额外压力，这些细胞变得更加愤怒了。

我们还无法确切知道一个压力事件，比如公开演讲，是如何激活免疫系统的，但有几个貌似合理的想法正处于考查之中。例如，我们知道应激反应中的肾上腺素飙升会向巨噬细胞发出危险信号，引发与脂多糖等感染所能引起的同一种愤怒反应。我们还知道，压力会干扰体内的激素系统，使巨噬细胞对类固醇的镇静作用减少响应。一如既往，相关研究中还有许多细节需要解决，但这就是科学的迷人处之一：每向前迈进一步，都会产生更多的问题。

因果链和因果圈

把前面讲到的串在一起，我们现在可以宣称已经搞清楚炎症是如何导致抑郁的了，以及炎症最初可能来自何处。我们可以构建一个简单的线性叙事，讲述一个有开头、中间和结尾的故事。很久以前，压力导致炎症，最后导致抑郁。这可能就是压力如何导致抑郁的过程，现在是一个合理、可测试的机械论假说，值得进一步研究，特别是在开发新的抑郁症疗法方面。

然而，压力、炎症和抑郁之间的因果关系也可能是循环的，而不是线性的。对于患者来说，发现抑郁使他们承受更大的社会压力并不罕见——因为抑郁，这些人更可能社交隔绝和缺乏活力；几乎肯定会遭受一定程度的歧视；最依赖的支持关系可能会恶化；可能会失去收入或经济地位，变得更加依赖国家福利。换言之，抑郁症可以通过许多社交方式——和神经-免疫学方式一起——引起压力。

这可能是一个恶性循环。更多地暴露在早期严重压力下的个体，比如被虐儿童，可能会增加身体在日后社会压力下发炎的自然倾向。而压力引起的炎症反应增加，可能会促使大脑发生更大的变化，导致更严重的抑郁。然后抑郁症本身——诊断为重度抑郁症并进入治疗——可能会在未来产生更多压力风险，如此循环往复。

我记得曾经见过一个患者，一个年轻女人，她在 11 岁到 13 岁之间遭受过继父的性虐待。她在青春期时有些轻微的抑郁症状，就像许多年轻女性一样，但似乎没什么大问题。当她 20 多岁时，继父死了，过往的一切又浮出水面，让她和家人一起被曝光了，这在当事人身上引发了严重的抑郁症。有一段时间她很不好——痛恨自己，严重伤害自己，觉得继父是撒旦，自己必须跟着他下地狱。她被强制送进精神病院接受治疗。四个月后，当她出院时，情况好多了，我在门诊时问了一些平常的问题，她也不那么抑郁了。但那个时候她已经失去了原有的许多东西：和朋友合租的公寓，求职的最后期限。继父的去世还使她的家庭四分五裂。许多专业人士和其他一些人试图提供帮助，但她漂泊不定，孤身一人，社交压力很大，不久就又回到了医院，这一次她自杀的决心更大了。她尝试了所有常用抗抑郁药物，但没有明显效果。最后，我确信是她的家人重新团聚，为她提供支持，对当事人的康复帮助最大。

现在，当我回想起她的故事——这在心理健康服务领域并不罕见——我在想其中有多大程度能从炎症角度进行剖析。她血液和大脑中的巨噬细胞是否被虐待激活，在她的整个青春期都处于准备启动状态，然后在施虐者死亡的压力下爆炸性地被重新激活？这就是她第一次患抑郁症的原因吗？当她从医院出来，遇到新的社会压力时，她的巨噬细胞是否仍然处于高度警惕状态，就像那些筋疲力尽组的学校老师一样？就像学校老师做特里尔社会压力测试一样，她是否对由第一次抑郁症引起的社会降级和迷失方向等额外压力产生了炎症性的过度反应？这就是她第二次抑郁症复发的原因吗？以她为例，我们永远无法确定这种正向反馈循环是否在恶性循环，从压力到炎症，到抑郁，再回到压力。当时我们并没有想到这一点。我们从来没有考虑过炎症，也没有在精神科门诊做过免疫生物标志物的血液测试。

在未来，我认为我们会对压力、炎症和抑郁的循环逻辑有更多了解，我们应该能够利用这些知识来改变抑郁症的治疗。但这仍然不能解决终极提问：为什么炎症会导致抑郁？

最终，答案一定是达尔文

每当谈及生物系统——或者在科学上我们所知的生命——对于"为什么？"这个问题，答案总是一样的：自然选择。为什么在加拉帕戈斯群岛的不同岛屿上，雀类的喙会有不同的形状？为什么有些兰花会开出看起来像蜜蜂的花？为什么大象有象牙，老虎有条纹？任何生物现象或表型会出现在生命中，或消失在化石记录里，其根本原因在于，它或多或少具有适应性，或多或少可能使一种有机体适应生存。随机的基因突变不断在现有物种的主题上产生微小的变化。如果某些偶然出现的基因突变能使有机体更具适应性、更有弹性，或以任何其他方式更成功地繁殖，那么这种突变形式将被自然选择，传播给后代，而该物种则会慢慢沿着被选择基因所编码的表达轨迹去发展。"为什么老虎有条纹？"的标准答案将会是：第一只色素基因突变的老虎身上随机产生的伪装条纹，被证明有利于抵御捕食者或其他竞争对手，这样它就更有可能生存下来和繁育后代，所以条纹状变异一代又一代被自然选择，最后所有老虎都演化到了带有条纹的路子上。

这就是现代演化综合理论，生物学中最重要的观点，将遗传学和达尔文的自然选择原则结合在一起，可以用来解释为什么生命中几乎所有一切都是这样。那么，它能否帮助我们回答这个普遍的问题：为什么我们当中有那么多人抑郁？或者回答这个更机械性的问题：为什么免疫系统会导致人们抑郁？

如果你去问谷歌关于达尔文和抑郁症的问题，搜出来排名最靠前的结果不是他的抑郁症演化论，而是其他人关于他患有抑郁症的理论。查尔斯·达尔文在成年生活中表现出过各种症状，包括身体上的呕吐和胀气，以及精神上的恐慌和疲乏。他无法承受为自己有争议的观点辩护而进行公开演讲的压力，而且也从未有过一份你可能称之为合适的工作。他把自己隔绝于世俗之外，靠私人收入静静地生活在伦敦郊外的一个老教区，写着关于蚯蚓、藤壶和物种起源的书。当他还活着的时候，难倒了许多接受他咨询的医生，不过，他还是从水疗、顺势疗法和不含乳制品的饮食中得到了一些缓解。

即使在他死后，达尔文的疾病起源仍然是一个惊人活跃的话题。至少有 30 种不同的诊断被提出，从体位性低血压到乳糖不耐症和精神忧郁症。更奇特的说法之一是，他在乘坐英国皇家海军"贝格尔号"远征阿根廷时，被"潘帕斯大黑虫"咬伤，受到严重的感染，这种病称作"查加斯病"①。这个故事似乎很适合我拿过来用：你可以想象，像查加斯病这样的慢性病原体感染引起了炎症，而炎症接下来又导致达尔文回到英国后的社交退缩和其他抑郁行为。但我的故事准则之一是，我们需要生物标记来诊断炎症性抑郁症。尽管最近有一些错误的尝试，有人将达尔文遗体从威斯敏斯特教堂的坟墓中挖出来进行 DNA 测试，但我们并没有在他身上发现任何生物标志物。而我个人认为，我们应该让他安息。

达尔文本人对精神错乱的兴趣是更确定的事实，这一点不像他的精神状况那样让人困惑。年轻时，他曾与身为医生的父亲讨论过精神错乱的病例，后来的人生中，他还与 19 世纪英国精神病学家亨利·莫兹利保持了频繁的通信。后者在伦敦创

---

① 也叫美洲锥虫病，是由克由氏锥虫引起的寄生虫感染，可通过多种途径传播。——译者注

办了一家以自己名字命名的医院。达尔文想从莫兹利以及其他和自己通信的收容所负责人那里了解一些事，包括他们的患者长什么样，什么样的面部表情属于忧郁症或躁狂症的特征。

达尔文认为，人类的情感是由面部肌肉收缩来表达的，甚至可能是由此引起的，而这些情感表达的肌肉机制是从动物那里遗传下来的。这是一个现在看来很容易被认可的想法。是啊，当然，我们可以通过人们是微笑还是皱眉来判断他们是快乐还是悲伤。还有许多人相信他们可以通过狗或马的面部表情，来判断它是否感到无聊、焦虑或惊讶。达尔文关于"悲伤肌肉"的观点认为，在面部做出表情就会引发相应的情绪，这一点甚至与最近发现的肉毒杆菌注射（通过麻痹面部肌肉以消除衰老皱纹，达到整容目的）有很强的抗抑郁作用是一致的。

然而，从笛卡儿的角度来看，这种情感表达的观点有一些令人不安的含义。如果人类的情感是由身体机制表达或产生的，是从低等动物那里继承而来的，那么它们就不可能是心灵或灵魂的领域。达尔文关于面部表情的观点将他的演化理论推向了人性的核心，并为美好的情感提供了物质解释，而他同时代许多人更愿意相信这种情感具有精神上的意义。达尔文通过收集大量的数据，来应对这种他并不喜欢的意识形态冲突。他认为"应当研究精神病患者，因为他们最容易产生最强烈的激情，并会发泄出来"，于是他引入了一些其他人的描述，并率先在著作中使用了照片，这是莫兹利和其他人提供给他的，也就是《人与动物的情感表达》中那些精神病患的面部表情。
（图 12）

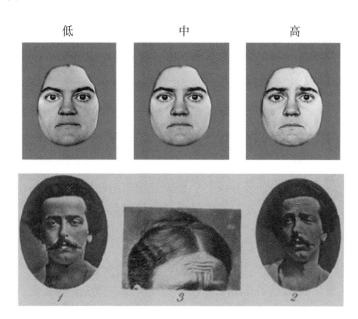

图 12　**情绪化面孔和情绪化大脑。**达尔文从欧洲著名神经病学
家和精神病学家的精神病院收集了抑郁症患者和其他精神错乱
患者的观察资料。他特别注意眉毛的方向，以及它们之间肌肉
隆起和凹陷的模式，即所谓的欧米茄符号，因为它被认为看起
来像 Ω。100 多年后的今天，功能磁共振成像研究中用来表达
正常范围内悲伤情绪的标准面部测试仍然是达尔文式的，即把
眉毛弯度作为情绪信号。正如达尔文可能预测到了（但永远也
不会知道的是），最悲伤的面孔会激活我们的情绪大脑网络，
这个网络是从其他动物那里继承下来的。

达尔文利用"精神病患者"的临床数据来阐述他对演化论
的看法。但他没有尝试反过来，用演化论来告诉我们精神错乱

的起源。达尔文和莫兹利都非常清楚，精神疾病往往世代相传，因此是可以遗传的。达尔文担心自己的大家庭会因为自己与表妹爱玛是近亲结婚而出现精神错乱的风险。莫兹利和埃米尔·克雷佩林等当时其他的精神病学家都在大型精神病院人群中发现了家族聚集和代际传递的模式，这些人群囊括了精神分裂症、躁狂-抑郁症、精神变态和无数其他诊断标记的病例。

根据达尔文的理论，忧郁或抑郁的性格，就像任何其他代代相传的特征一样，必须服从自然选择，必须有某种原因使得抑郁的人更具适应性，更有可能生存下来。但这有违直觉，也有违事实：我们知道，严重的精神疾病对健康是致命的。2018年来自英国的一个统计显示，精神分裂症和躁郁症患者的平均预期寿命缩短了15年。从表面来看，严重的精神疾病没有生存优势，没有竞争优势，也没有生殖奖励。那么它是如何形成的呢？如果不是为了让我们更适应环境，那么抑郁症是怎么走上演化之路的？

精神障碍的遗传性为自然选择提出了一个问题，这是达尔文在去世前没有去涉足的。另一方面，莫兹利有时间更明确地回答这个问题，但用的是一种非达尔文主义的方式，把我们带向了一个完全错误的方向，持续了50年。他是许多世纪末①精神病学家中的一员，这些学者认为，精神障碍和罪犯类型从一代到另一代的发展并非由达尔文的自然选择所决定，而是由

---

① 原文这里用的是法语 *fin de siècle*。——译者注

一种早期的演化论所决定，其提出者是让-巴蒂斯特·拉马克。年轻的达尔文乘坐英国"贝格尔号"启航的那一年（1831年），拉马克已经死去两年了。此人可以被认作第一个生物演化论的作者，这是与《旧约全书》中所有动植物物种都由神造，因此永恒不变的说法决裂的第一步。拉马克的理论预期了生命形式会改变，会演化变得越来越复杂，但却是通过习得性遗传，而非通过选择随机变异的基因。

让我们假设，在你出生之前，你父亲就养成了酗酒的习惯：他的坏习惯可能会对你的基因遗传产生有害影响。根据拉马克的说法，你"继承"了更高风险去成为一个酒鬼，因为你父亲已经养成了酗酒的习惯。而你的酗酒会对你孩子的道德品质和精神病风险产生相似的但更严重的不利影响。在19世纪的精神病学中，一个粗俗但普遍的经验法则是，第一代的酗酒会导致第二代的疯狂，第三代的白痴。拉马克机制被认为推动了一个不断升级的退化过程，因此每一代人的精神病、犯罪和道德错误行为，都会在下一代身上被重现和放大。

你可能会说，这是他们忽视了自然选择作为一个可能的答案——为什么会有精神疾病？——这导致莫兹利、克雷佩林和其他许多人提出道德上无法接受的建议，要求对精神退化的种族进行社会清洗。在1880年至1940年之间，优生学思维在精神病学和医学领域非常盛行，这情况不仅仅发生在德国，那段时期被称为"达尔文日食"（Darwin's eclipse），自然选择基本上被遗忘了，社会选择的观点残酷地盛行着。我们都知道这些想法在政治上和精神病学领域是如何发挥作用的。没有理由再重蹈覆辙了。

到了 20 世纪 40 年代和 50 年代，"达尔文日食"时期的结束大致与现代演化综合理论的出现同时发生。现代演化综合理论是一个很重要的观点，如今在生物学或医学中已经接近公理化，演化论完全可以用基因的自然选择来解释。在新达尔文主义的背景下，重新思考抑郁症的遗传性，我们又回到了同样的问题：抑郁症的生存优势是什么？答案仍然是一样的：没有。

平均而言，重度抑郁症患者寿命较短，更容易患慢性疾病，更容易失业，即使有工作，也不太可能有很高的工作效率。最关键的是，抑郁的人可能更少生育，并且父母抑郁的孩子在成长上也更慢。在一生中，抑郁症不仅没有社会或物质上的优势，对下一代也没有明显的好处，而且最终导致这些抑郁行为的基因也没有传向无数下一代的不朽前景。你可能会想，乍看起来，抑郁症的基因早在几千年前就应该从人群中剔除出去了，我们现在应该到了阳光普照的高地，忧郁的阴影永远不会到达那里。事实上，我们还没有，而且我怀疑我们永远到不了。因此，抑郁肯定有好的一面，抑郁症肯定有其自然选择的优势，但那是什么呢？

大草原生存往事

如果我们稍微改变一下措辞，这个问题就容易回答多了。与其问抑郁的生存优势是什么，不如问我们自己抑郁后的生存优势曾经是什么？也许编码抑郁行为的基因是数百万年前被自然选择的，因为那时的抑郁在某种程度上是有好处的，只不过现在已经没有了？我们知道，许多人类大脑基因都是古老的，比如血清素受体的基因可以追溯到较原始的线虫，像是秀丽隐杆线虫，它们至少在 5 亿年前就演化出来了。因此，演化应该是有段滞后时间的。一旦某个基因在蠕虫、狗或远祖穴居人身上被选择，它就会在现代人类基因组中待着，或被保存下来。因此，我们可能会发现，2018 年人类身上发生的一些基因编码的事情，拿到原始大草原完全说得通，但现在却不怎么行。

好吧，我们对原始大草原了解不多，对前人类时期的类人猿和哺乳动物的选择压力就知之甚少了，没办法，当时不在现场。而且我们没法很容易地就已经持续了数亿年的演化过程做实验，因此必须给可能发生过的一切编故事，然后尝试用科学方法来验证其中的最佳猜测。巧的是，一些最引人注目的（也是可验证的）抑郁症演化理论新研究都集中在控制免疫系统基因的自然选择上。

这个故事通常讲的是关于早期人类部落如何在非洲平原上

奋斗生存，时间大约为 15 万年前。这确实是一场残酷的挑战：要找到足够的食物，在捕食性动物和敌对部落的攻击下活下来，要找到配偶，养家糊口。这个过程中生存会受到诸多威胁，但排名第一的是感染。生活中有各种受感染的机会，如分娩，还有来自自身不慎和外部攻击的创伤，但几乎没有有效的治疗方法。婴儿死亡率高，孕妇和产妇死亡率高，参与狩猎和战斗的男子常常在二十多岁时就死掉了。这种减员很大程度上是由于感染性疾病引起的，起因仅仅只是一只划破的手，或一条胡乱切断的脐带端。此外还有传染性的感染，也就是瘟疫，在人与人之间传播，可以直接"团灭"一个部落。很明显，这种背景下，身体在抵抗感染方面所能做的任何事情都是非常有用的。你可以想象，那些使巨噬细胞稍微更愤怒一点或使细胞因子信号稍微加强一点的基因突变，如能加固先天免疫系统的前线防御来对抗攻击婴儿和幼儿的细菌杀手，就可能是有优势的。随机突变出来的能够增强细菌杀灭能力的基因会被自然选择，因为遗传了它们的人更有可能活过童年，来到生殖活跃的青春期。在像原始大草原这种环境中，由于感染而导致的婴儿死亡率很高，会对促进先天炎症反应的基因产生强大的自然选择压力。

这些炎症基因可以在很多方面帮助人们生存。它们可以提高伤口愈合速度，降低局部感染扩散到全身的风险。它们还可以改变人的行为。就像被感染的动物一样，受伤或生病的人，比如像做完根管手术后的我，会表现出一种特有的行为模式。通常，不舒服的人或病弱的人会远离社交，减少体力活动，吃得更少，享乐感也更少。他们也会静静地焦虑，睡眠被扰乱。这是一种非常根深蒂固且始终如一的行为模式，在智人出现前数百万年就已经由基因写入了我们的 DNA 中。正如我们所见，这种患病行为是由先天炎症机制强烈驱动的。因此，自然选择的通过在前线杀死细菌来抵抗感染的基因，也可预期能用来驱动患病行为。问题来了，患病行为为什么就是在大草原上生存的优势了呢？

我们可以想象，暂时从部落活动中退出可以保护我们生病的祖先，也就是"患者"，在他需要休息和利用一切资源抗击感染的时候，不需要承担社会义务和去竞争。在这种安慰性的构想中，被隔离的患者得到了保护，除了康复，几乎什么都不用做。食欲不振也可能有利于生存，因为它可以防止在消化食物或寻找食物时浪费能量，而此时"患者"身体里所有的生物能量都必须被征用来激活巨噬细胞大军，投入纯消耗式的抵抗感染之战。这使得患病行为听起来像是基因编程过的康复期：这对"患者"来说是件好事，为加速他的恢复而设计。但我们也可以想象，在大草原上，患病行为还有令人不安的另一面。当夜幕降临，部落里其他成员聚集在篝火和食物周围，这个孤零零的"患者"很容易被遗忘在潜伏着捕食者的阴暗角落。如果这个部落遭到敌对部落的袭击，或者因为干旱被迫迁移，

"患者"很可能会成为第一批受害者，暴露在群体的边缘。孤立会增加他面临的外部威胁。因此，患病行为中的焦虑和睡眠障碍可能有利于他的生存，使他对危险保持警惕，即使他想做的只是休息和治愈他的感染伤口。

因此，社交退缩这一主要患病行为对患者来说既是保护又是威胁。但从部落方面来说，更纯粹是保护。对于最初不过扩展到几百个家庭、人与人之间高度关联的祖先部落，传染病是一种特殊威胁。疾病可以迅速传播，而部落成员之间的基因相似性意味着，如果一种细菌被证明能杀死他们中的某个人，那么对他们所有人也可能是致命的。一场灾难性的瘟疫可能会抹去整个部落的基因库。而通过孤立"患者"，先天免疫行为中社交退缩降低了健康部落成员的感染风险。你可以把社交退缩看作是隔离的一种。"患者"的发炎行为使他处于焦虑引发的危险之中——被从角落里掳走，但这样却能使整个部落免于传染性感染。患病行为被自然选择，不仅是为了部落 DNA，也是为了"患者"个人 DNA 的存活。你可以说，自然选择的基因会驱使一个受感染的人为了共同利益而把自己置于危险之中。15 世纪时，帕拉塞尔苏斯在纽伦堡边境探访的麻风患者聚居地，是部落高度保守本能的一个更现代的例子，这种本能通过隔离或排除可能具有传染性的患者来保护整体不受传染。

不管怎么说，就像前面非洲大草原的故事所描述的那样，在人类史前的某个时间点，某些基因被选择出来增加对感染的炎症反应，这样我们的祖先，或至少我们的祖先部落，将更有可能生存下来。选择更多的炎症基因在加速和放大身体对实际感染的快速反击方面是有意义的。但你可以想象，选择能够预测感染威胁的基因，以及一旦感染发生后就能积极作出应对的基因，会更有优势。

如果巨噬细胞大军在第一批敌对细菌入侵之前就开始摩拳擦掌，那么它就有更好的机会在敌人开始繁殖和感染变得更严重之前将之消灭。在大草原上，我们可以想象，感染会由狩猎或战斗中发生的各种创伤来强烈预警。因为即使是轻微的战斗伤口，也可能因为致命感染而变得严重，所以选择基因来检测社会竞争或危险状况，并提醒免疫系统为即将到来的感染风险做好准备是有意义的。那么，祖先患者的身体应该在被敌人部落伤害之前，在他的巨噬细胞第一次看到细菌敌人之前，就已经发炎了。

这是一个关于我们演化的故事，可以帮助回答"为什么"的问题。我们遗传到的那些基因会加重先天炎症的所有方面，包括抑郁行为，以应对实际发生或正在逼近的感染。同样是这批在大草原上赋予了我们生存优势的基因，在许多代人的遗传过程中，也显示出了不利的一面，它们使我们在面对社会冲突时更容易发炎，而在面对炎症时更容易抑郁。

由于关节疾病引发了细胞因子的激增，P夫人可能更容易出现抑郁症状，因为她遗传了10万年前帮助一位祖先在分娩后仍然存活的基因。身处丛林一般的现代教室，面对种种来自生活和社会的危机，那些筋疲力尽的老师们有着发炎风险，因为他们继承了能保护祖先们在真实丛林中和敌人作战后免于因伤口感染而死的基因。你甚至会怀疑，现代社会对抑郁症的污名化，是否和祖先部落对发炎成员的隔离有着某种程度上的关联。而对着抑郁的朋友"不知道该说些什么"的普遍感觉之中，我们是否也隐藏了一种本能，即避免与那些表现得好像患了炎症、可能具有传染性的人亲密接触？

大草原的故事是诱人的，因为它似乎是合理的，也与新达尔文主义理论相一致，能够无缝地从受伤的狩猎采集者对接到英国国家医疗服务体系下压力重重的抑郁症患者。但这只是许多看似合理的演化理论之一，或一些科学家口中的"假想故事"，你可以编造出来解释抑郁症的生存价值。无论如何，我们需要用某种方式检验大草原的故事，以确保它不仅仅是一个故事。

我们无法在无菌环境中，让秀丽隐杆线虫开始重新运行一遍人类演化，以证明如果祖先如果没有感染的话，导致 21 世纪现代人患上炎症性抑郁症的基因就不会被选中。然而，这并不是说这个故事完全无法被科学验证。如果大草原生存的故事是真实的，那么至少一些增加抑郁风险的基因，也应该是控制免疫系统的基因，这是一个我们可以在现实世界中用实验去验证的预测。

我们知道抑郁症是可遗传的——它在家族中延续——所以如果父母都患有抑郁症，你患抑郁症的风险会增加约三倍，如果兄弟姐妹中有一个或多个患有抑郁症，你患抑郁症的风险会增加约两倍。然而，抑郁症不像其他精神疾病那样具有很强的遗传性，如精神分裂症或双相情感障碍。这可能是抑郁症个体遗传基因比精神分裂症或阿尔茨海默病的基因更难识别的部分原因。与许多其他常见的遗传性疾病一样，抑郁症也可能不是由一两个对大脑和精神表型有强烈不良影响的基因所决定，而是由许多基因来决定，每个基因都让抑郁症的风险增加了一点点。要在中度遗传性疾病中发现许多弱影响的基因，意味着我们必须测试整个基因组中所有的 2 万个基因，而不仅仅是几个基因，也意味着我们需要收集大量患者的数据。这成了一个数字游戏，精神遗传学只是到了最近才积累到足够多的关于抑郁症的数据。

最初的一些主要研究在全基因组中寻找增加抑郁风险的基因，结果一无所获。它们没有发现抑郁症患者和健康志愿者之间不同 DNA 变异频率的显著差异。尽管这些研究在当时看起来很宏大，包含了数万名患者的数据，但结果证明，找不到任何东西的原因是这些数据库还不够大。最近，在一项刚刚发表在网上的研究中，一个大型国际调查联盟分析了约 13 万名抑郁症患者和 33 万名健康对照者的 DNA，发现了 44 个与抑郁症显著相关的基因。在 2018 年，我们第一次接近了抑郁症的遗传根源。[1]

这些基因是什么基因？它们是做什么的呢？其中许多都已经被证实对神经系统很重要，对那些原本就预期情绪状态是由大脑产生的人来说，这一点并不奇怪。更值得注意的是，其中许多对免疫系统也很重要。例如，与抑郁症最显著相关的一个基因，是一种叫作嗅觉介导素 4（*olfactomedin 4*）的基因。在它出现在抑郁症风险列表首位的那一天之前，这个基因最著名的作用是控制肠道对危险细菌的炎症反应。那些遗传了该突变的人，胃壁如果被细菌感染的话，就更容易发炎，所以他们可能由此在抵抗胃溃疡方面获得了生存优势，但他们也更有可能变得抑郁。这是一个全新的结果，还有待科学上的详细检验，不过它本就是建立在大量数据基础上的，而且几乎与大草原生存故事所预测的一模一样，不管怎样已不是那么简单的"假想"了。

*　　*　　*

怀疑主义是笛卡儿的第一条科学原则，它使我们保持诚实。医学和精神病学的历史上充斥着不可信的治疗方法，由于缺乏足够的专业怀疑，这些治疗方法侥幸肆行过一段时间。但对于不相信炎症与抑郁之间联系的怀疑立场，还有必

---

[1]　2019 年 3 月《美国精神病学期刊》的一项重要研究，对所谓"抑郁症基因"提出了质疑，一项涉及 62 万人的全基因组数据分析，挑选了 18 个原被认为与抑郁症相关的明星基因做分析，最后得出结论是它们与抑郁症并没有显著关联。这在某种意义上，更符合前一段所述的弱影响性质。——译者注

要去支持吗？

　　现在很清楚的一点是，它们毫无疑问地相互联系，而且可以是因果联系。我们可以从身体发炎，穿过血脑屏障，到发炎的脑细胞和神经网络，最终导致抑郁情绪和行为的改变，画出一条解释路径。身体炎症可能来自社会压力，这是一个众所周知的抑郁症风险因素。我们可以想象，压力、炎症和抑郁之间的这种联系，可能有利于我们的祖先对抗感染。有新近证据表明，控制感染炎症反应的基因，可能是在大草原上首先基于这个原因而被选择出来，也是现代世界抑郁症的风险基因。

　　当然，如果你愿意的话，你可以用数据还没有说服力、还有很多问题需要解决、它真正需要的是另一个实验等各种理由来搁置评判，但我内心中的精神病学家会说：你确定你的合理保留不是对自己身上笛卡儿盲点的无意识辩护吗？正如这位伟人所说过的那样，更进步的哲学当然是：免疫，故我在。

第七章
所以，一切又会怎么样呢？

医学上的变化是缓慢发生的。作为一个高度监管和专业保守的行业，这种慢，有着压倒性的充分理由。但无论如何，这一点令人沮丧。很多人已经注意到自己生活中炎症和抑郁之间的联系。像是骨折后变得严重抑郁，或随着炎症性肠病的恶化及缓解，出现时好时坏的情绪波动，诸如此类都不少见。慢性疲劳综合征与抑郁症有一些共同的特征——它会伴随着腺热——这是一种发生在青少年身上的淋巴细胞病毒感染。中年妇女抗抑郁药物使用率高相关的更年期的过渡，也与外周炎症增加相关。而且，影响情绪状态和免疫系统的不仅仅是生物因素，社会因素，如逆境或冲突等，也可以引起炎症，这可能有助于解释为什么抑郁症往往由成年后或儿童期的压力所引发。

但是，在这个理论基础上，现代科学医学能提供什么样的实际可行建议呢？什么样的医疗服务发展可以用来治疗发炎的大脑？为了对期望做一个预先管理，我们应该在中短期内就乐观积极地思考，但我们也要知道，在本书开始撰写之时（2018年），炎症性抑郁症的治疗选择是有限的。

在老套的笛卡儿分割体系下，很多患者想要在自己选择的医疗服务中找到兼具身心的方式，需要付出极大的努力。医生们通常更喜欢看 X 光片，而不是眼神交流；精神科医生们已经接受了不用听诊器的培训。对于那些患有炎症性抑郁症（痴呆症或精神病）的患者来说，很难找到一个能公平处理其身体和精神状况的临床服务，至少在 2018 年的英国国家医疗服务体系中是如此。在政府和其他重要机构的高层当中，身体健康和心理健康之间的"平等尊重"是一个讨论议题。在英国国家医疗服务体系心理健康服务部门工作的人会很乐意相信，这不仅仅是一句打气的口号。但是，目前还没有太多迹象表明，接下去很快会有综合、公平的专业身心健康服务提供给患者。

可以说，医学界迟迟没有认识到这样一种综合方法对身心健康的重要性，这根本不是因为个别医生或科学家无能、疏忽或无情，而是因为训练有素的眼睛有笛卡儿盲点。就像所有的盲点一样，这既使我们看不见隐藏在明处的某些东西，也使我们看不见自己的"失明"。我们看不到，也意识不到自己看不到。

神经免疫学已经开始提供新的见解，让我们了解免疫系统如何以及为何能将身体和大脑联系起来。但那又怎样？我们能用这些新知识做些什么，用来真正改变抑郁症患者的处境呢？

从免疫角度来看待抑郁症可能会开辟一些新的治疗途径。开发抗炎药和抗体作为下一代抗抑郁药，是一条显而易见的路。免疫思维很可能会越来越多地影响治疗其他大脑和精神疾病的新药开发，如阿尔茨海默病和精神分裂症。但是，认识到由免疫系统介导的身体、大脑和精神之间的因果关系，其意义不仅仅只在新的药物治疗，也不仅仅只与生物技术和制药公司有关。神经免疫学可以在实践中促进其他治疗方法的发展和优化，这些方法对许多不喜欢服药的抑郁症患者和许多不喜欢开处方的心理健康从业者更具吸引力。想想看，我们现在知道迷走神经是如何控制炎症了，所以也许可以使用神经刺激装置来治疗炎症性抑郁症呢？再想想看，压力在炎症和抑郁中扮演着关键角色，所以也许可以通过炎症生物反馈来监测心理和社会干预的效果呢？

我相当看好该领域进一步发展的契机（图 13 和图 14）。但这一切都还没有发生，而且我们也无法确定它是否会发生，除非它真正开始改善临床抑郁症的状况。

医疗种型隔离①

当下，专业医疗服务通常是按照笛卡儿式的划分，把身体和精神劈为两半。患者会去看内科医生，这些人关注他们生理方面的问题，或者他们会去看精神科医生②或心理专家，这些

---

① 原文用的是 apartheid 一词，意为种族隔离，但译者认为此处直接用种族隔离会引起歧义，所以另外用了一个新词，以示区分。——译者注
② 在英文中，医生是 physician（尤指内科医生），精神科医生是 psychiatrist，是两个区分明显的单词。——译者注

人关注他们精神方面的问题。内科医生和精神科医生，成为二元论两边专司其一的专家。他们并不被鼓励进行交流对话。内科医生们被寄望在生理健康障碍的生物学机制方面获得深厚的专业知识，但却有权忽视心理健康。精神病学家被寄望对精神健康障碍的心理原因有深刻的了解，但不能胜任身体健康方面的工作。我是在讽刺，不过并不为过。1989 年，当我完成内科医生培训，开始接受精神科医生的培训时，在大约 6 个月的过渡时间里看到了分歧的两面。在前一阶段我了解到内科医生对精神健康症状不采取任何措施是职业范围内允许的（就像 P 夫人一样），而在后一阶段我得知精神科医生对身体健康症状做任何事都将受到专业质疑。

在作为一名精神科医生开始新生活的头几个月里，我带着听诊器来工作，立刻被视作古怪的人，可我情不自禁地注意到病房里许多所谓的精神患者都有未确诊或未经治疗的身体疾病。我记得见过一个男人，他被诊断患有恐慌症和酒精依赖症。通过阅读他的医疗记录，可以看到，我的新同事们已经推断出，他的恐慌症状——心跳加速和过度呼吸——是由他焦虑的心理状态引起的。为了抑制焦虑和控制恐慌发作，他做了错误的努力，用酒精进行自我治疗。所以，问题都在脑子里。然而我用听诊器听他的心和肺，发现似乎这个故事可以反过来讲。酗酒导致他心肌衰竭——用医学术语来说，这是一例酒精性心肌病——心脏衰竭导致身体分泌肾上腺素，这带来了他的恐慌和焦虑。因此，问题并不全都在脑子里。这些，都是身体紊乱的精神症状。

在处理过几个这样的病例后，当时和我一起工作的心理导师找我进行了一次私下交谈。她说，我帮助这名男子及其他人寻求生理治疗固然是件好事，但这么做对我成为一名精神科医生的态度有何裨益？我是否已经完全接受——或说我是在否认——自己现在已经走上了一条完全不同的职业道路，这条路将带着我离开身体的世界越来越远，而进入心灵的世界越来越深？她把听诊器看作是种安慰手段，带着它便是我的一个焦虑症状，因为我不想脱离更能被认可的医生职业，转而成为一名地位不高的精神科医生。"我认为你需要剪断脐带！"她勇敢地对我微笑着说。意思是如果我要脱胎换骨，成为一名精神科医生的话，就必须放弃医疗实践。我不认为自己是在否认，但我很快意识到，如果我坚决否认我在否认，那么以她的弗洛伊德式观点来看，这是我的无意识防御机制的力比多式强化，正好证明她是正确的。我的听诊器还在办公室的架子上，但已经有近 25 年没用过它了。

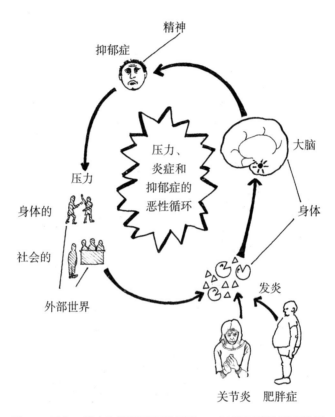

图 13 压力、炎症和抑郁的恶性循环——以及打破这种恶性循环的方法——艺术家的印象。炎症可以改变大脑的工作方式，导致情绪变化和抑郁障碍，这会增加社会压力的风险，而社会压力又会导致身体发炎，于是循环往复。有几种方法可以打破这种恶性循环。在一个二元论世界里，抑郁都在脑子里，对它的治疗是心理上的。自 20 世纪 50 年代以来，我们在实践中也经常用作用于大脑的药物治疗抑郁症。我们还寄望于用冥想或正念训练，来减轻或控制压力；但造成社会压力的主要原因，如贫穷或虐待，是不容易被解决的。

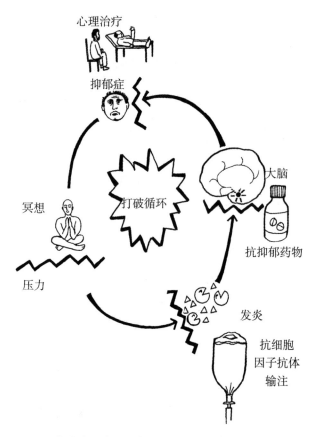

心理治疗

抑郁症

冥想

压力

打破循环

大脑

抗抑郁药物

发炎

抗细胞
因子抗体
输注

图 14　新的治疗思路是，我们也可以尝试打破这种身体上的恶性循环，通过打破抑郁症和社会压力之间的炎症联系——就像打破抑郁症和身体疾病（如关节炎和肥胖）之间的炎症联系一样。这可能意味着药物的再设计和利用，比如抗细胞因子抗体输液，这些药物已经被用于治疗身体的炎症体征和症状，但还没有被用作治疗"发炎的大脑"。

我知道，这只是另一桩轶事，但我不认为作为一名医学生、一名年轻医生或一名年轻的精神科医生，有如此经历是特别不寻常的。它们都是笛卡儿方法带来的典型结果：把人类的状况划分为两个性质不同的领域，对应着身体健康和心理健康的严格划分。依我看来，这种医学上的种型隔离更为严重的后果是，它对患者来说是一件坏事。

我们早就见识过了，医疗种型隔离对治疗病患来说不是一件好事，以 P 夫人为例，她因为"共病抑郁症"而被踢皮球。她的内科医生并不认为这是他们要管的问题。精神科医生则不认为她是真正的重度抑郁症病例。她的疲劳、悲观和脑雾感在两边都没有得到很好的认识和治疗。实际上，P 夫人被告知要"设法克服""减少担心"这些与其风湿性疾病相关的重要心理症状。污名和羞耻文化会阻止她抱怨药物无效——而仍然觉得自己很糟糕。如果是一个好患者——没错她就是——P 夫人就应该想尽办法，自己重新调整，继续前进。自 1989 年之后，医疗门诊的心理意识有所提高，但在英国，并没有实行对重大炎症性疾病患者的抑郁症、疲劳和认知功能的评估。很有可能，许多严重的炎症性疾病患者有着未被发现和缺乏治疗的心理症状。我一点也不惊讶，今天还有这么多 P 夫人们，他们的"笛卡儿医生"看不见问题。

我认为医疗种型隔离对精神病患者来说也是一件坏事。我所知道的最令人震惊的医疗统计数字是，严重精神疾病患者的平均预期寿命至少比预期低 10 年。如果你长期患有失能性精神疾病，如重度抑郁症、双相情感障碍或精神分裂症，就很可能会死得更早，即使你住在像伦敦这样的富裕城市。换言之，慢性精神分裂症对预期寿命的影响，即精神分裂症的致死率，与癌症的致死率差不多：两者都会导致 10～15 年的寿命减损。

当我和别人分享这些统计数据时，他们常会说，是的，但是，这一定是因为自杀。一定是严重精神病患者的平均寿命减少了，精神紊乱使一些患者在他们还年轻的时候就自杀了。然而这种笛卡儿反射并不是正确的答案。即便你把所有的自杀导致的死亡都计算在内，患有严重精神疾病的人预期寿命仍将缩短 10 年。这些被叫作精神病患者的人是因为身体疾病（如糖尿病、心脏病和肺病）而在年轻时死去。其原因可能是，在种型隔离的医疗体系中，精神分裂症和双相情感障碍仅仅被当作精神疾病来对待，许多患者还没有认识到自身的疾病，且治疗不充分。患有严重精神疾病的人往往难以自理和获得适当的医疗、教育和社会服务。一些常用的治疗精神病症状的药物会导致体重增加和糖尿病。有许多因素在起作用，但一个基本事实是，严重的精神疾病和癌症一样致命，它不能作为一种统计异常——认为这是由于严重抑郁症、双相情感障碍或精神分裂症患者中少部分年轻人自杀而造成的数据偏差——而被抹去。各个年龄段的严重精神疾病患者中有许多都罹患严重的身体疾病。他们的前景极为不利，因为他们必须要和这个"身心分裂"的医疗服务进行谈判。

还有别的选择吗？

让我们想象这样一个场景：你认识一个患有抑郁症的朋友或家庭成员，读这本书时，你一直在想，这门新的免疫精神病学和他有多大关系。想想他的免疫系统，现在有没有什么不同的方法来帮助他从抑郁中恢复过来？

如果他在 2018 年去看他的全科医生，询问医生他的抑郁症是否与炎症有关，那么会发生什么？医生能做些什么来评估他的抑郁是否真的与炎症有关？如果确定了这种相关，那她又能怎么办呢？我担心最有可能的结果将会是平淡无奇，毫无惊喜可言，即使他的医生非常出色，思想开放，见多识广，而且时间也十分充裕。

他坐在她面前，她能做什么呢？她可以问他很多问题，以确定他是否有某种疾患，如 P 夫人的类风湿疾病，这会导致严重发炎。但如果所有这些问题的答案都为否——他没有已知的炎症性疾病——那也并不意味着他没有足以导致抑郁症的炎症。可能他得了一种自己不知道的炎症性疾病，还没有被诊断出来。或者也可能他正处于中度炎症状态，因为超重，或者因为照顾患有阿尔茨海默病的妻子而感到压力；或者因为他小时候遭受了不好的对待；或者因为他年事已高；或者是这些因素及其他一些常见因素共同作用，导致了炎症。

他的医生可能会叹气。唯一能用来获得更多证据的办法只有验血。但什么样的炎症测试在一般情况下是可负担并且切实可行的呢？在 2018 年的英国，选择尚十分有限。他的医生可能会被说服去检查他的全血计数——测量血液中巨噬细胞、淋巴细胞和其他白细胞的数量——以及血液中 C 反应蛋白的水平。

假设医生做了一个 C 反应蛋白的血液检测，其结果为 4.8 毫克/升。这是什么意思？这个数值并没有高得吓人，所以好消息是他不至于患有严重的未确诊疾病，但它依然超出了正常范围。多数医生认为 C 反应蛋白应低于 3 毫克/升才算正常，因此 4.8 毫克/升足以算轻度或中度炎症。你的朋友或家人会有更多的理由相信他的抑郁可能与身体发炎有关，但他或他的医生能因此采取什么不同的措施呢？

一个显而易见的想法是，尝试服用许多已广泛使用的抗炎药中的一种，如阿司匹林。如果他的抑郁确由炎症引起，那么原则上尝试抗炎药是有道理的，但实际上他的医生可能不会推荐使用。目前医学界不愿为炎症性抑郁症患者开抗炎药，有两个很充分的理由。第一，并无确凿证据表明阿司匹林或其他已在医学上使用的抗炎药具有抗抑郁作用。提供这些证据所需的临床试验还没有完成。一些有力但间接的证据表明，某些抗炎药（尤其是米诺环素和双氯芬酸）在用于治疗疼痛或其他炎症症状时具有抗抑郁作用。但没有抗炎药获得过治疗抑郁症的官方许可。第二，即使你朋友的医生准备开一点"未经批准"或投机性的抗炎药，她也会被某些安全风险给吓唬得打退堂鼓。例如，阿司匹林通常会引起胃刺激、溃疡和出血。一个遵从希波克拉底誓言的医生，在没有证据能表明收益大于风险的情况下，是不会给患者开出具有风险性药物的。

因此，在 2018 年，一位小心谨慎的医生很可能会引导你的朋友远离现有的抗炎药，转而治疗导致他发炎的根本疾病。还有一长串导致轻度炎症的原因需要考虑，包括肥胖、年龄、社会压力和季节性周期，这些我在前面已经提到过，另外还有一些还没提到。

牙周炎，字面意思是牙齿周围的炎症，如果我发炎和抑郁了，它将是我第一个要列出来的罪魁祸首。这是种很容易被忘掉的低级别慢性感染，因为大多数医生不会考虑它，认为这只是牙医的事，而大多数牙医也没有被支付报酬，去考虑牙龈疾病和抑郁症之间的联系。你的朋友有口臭吗？这可能和他的抑郁相关。

各种胃肠道紊乱，如肠易激综合征或间歇性结肠炎，也可能是怀疑对象。肠道内充满细菌抗原，其中一些是有毒的。肠壁长达 8 米，比我们平均身高要多出 4～5 倍。沿着这条漫长的防御疆界，在自我和可能敌对的非我细菌之间，聚集着巨噬细胞。侵袭性的肠道细菌和防御性的巨噬细胞之间经常发生冲突，巨噬细胞向血液循环中注入细胞因子，并可能推高 C 反应蛋白。有一种叫作肠漏综合征的炎症，就是肠道菌群排毒和免疫反应加剧的综合产物。因此，我们可以想象，一个童年被剥夺或受过虐待的人，因为暴露于如此早期和严重的社会压力，其巨噬细胞群已经处于黄色警戒状态，那么多年后，就可能对敌对的肠道菌群有着更严重的炎症和抑郁反应。这很复杂。不仅有许多单独的因素可以导致轻度炎症，它们还可以相互作用，形成复合的炎症效应。

如果你朋友的医生能帮助他找出轻度发炎的原因，他可以设法去解决这些问题：如果是肥胖就可以减肥，这会降低细胞因子水平，也可以试试看个新牙医或者改变饮食。许多明智的做法，如体育锻炼、睡好觉、避免过量饮酒，可能都有抗炎的作用。但生活方式管理方面的改变，效果跟妈妈的唠叨差不多：那些非常好和非常熟悉的建议，其实往往很难遵循。而他之所以发炎，可能有一些背后的原因，不太能通过自救来解决：他怎么才能摆脱照顾亲人的压力，又不因此而内疚呢？他能做什么来改变小时候的遭遇呢？或者他又如何摆脱随着年龄增长而产生的身体变化？

简而言之，你的朋友能有什么选择呢？这就是为什么他的医生可能会叹气。她早就料到这一切会是徒劳。所有这些关于抑郁症可能原因的免疫学检测，都不会立即对他的治疗产生多大影响。有证据表明，炎症患者对常规药物（如 SSRI 类）的抗抑郁治疗反应较差。所以知道他的 C 反应蛋白水平是 4.8 毫克/升，超出了正常范围，又如果他已经尝试过一种无效的 SSRI，医生可能会考虑再三要不要再开 SSRI 给他。从你朋友的角度来看，这并不是一个非常令人兴奋的治疗进展——关闭了一个治疗方案——尽管从概念上讲，使用 C 反应蛋白这样的生物标志物（实际上任何生物标志物都可以）来预测抗抑郁治疗反应，在目前的实践中都算是一个进步。但这没什么好处。事实上，没有任何一种抗抑郁疗法把重点放在减轻炎症上。没有什么不同措施可以采取。关于免疫系统和神经系统如何相互作用的科学理论已经取得了很多进展，但这一新知识还不足以改变抑郁症的现实境况。唯一能真正推动医疗实践变革的方式是新疗法。

市场失灵

自 1989 年百忧解问世以来的几十年里，制药和生物技术行业已经投入数十亿美元，用于寻找治疗抑郁症的新方法。从科学上、治疗上、商业上来说，这项投资的回报一直令人沮丧。几乎什么都没用。许多有希望的线索都被尝试过，数百个临床试验正在开展，但没有出现第二波抗抑郁药物的创新。第一波创新浪潮是从意外发现异丙烟肼开始的，并随着 SSRIs 的出现达到顶峰。

在这种情况下，企业出于理性考虑开始撤资，抑郁症和其他精神疾病的研发支出被缩减，正在进行的项目突然终止，科学家纷纷失业或调任到其他治疗领域。和 30 年前相比，现在研发中的用于抑郁症治疗的新药要少得多。过去，高水平的投资没有成功地发现新抗抑郁剂，于是导致了一种"相信较低水平的投资在未来会更成功"的乐观想象。事实上，在所有其他条件相同的情况下，较少的投资必将导致新疗法出现的可能性更低，而这个时代，抑郁症一直是全世界工作适龄的成年人失能的主要原因之一。临床需求得不到满足的程度高得不能再高了，但公共和私营部门的投资水平却低得不成比例。在理想的市场经济中，这本不应该发生。高水平的需求应该会刺激高水平的投资，以提供能够满足需求并缩小市场差距的新产品。从理论上来讲，金钱和人才应该倾注在抑郁症研究上，但实际情况是他们正在离开。经济学家可能会把这个诊断为市场失灵的案例。业内人士则倾向于认为，旧的商业模式已经被打破。

2010 年，我目睹了这个故事收尾的一小部分。当时我在葛兰素史克公司已做了 5 年兼职。那是一个周一的下午，在紧急安排的电话会议中，我得知葛兰素史克要关闭意大利和英国的精神病研究中心，并且立即生效。超过 500 人将被裁员，所有正在进行的项目将被停止或分拆成较小的公司，意大利分部将被出售。我们正战略性地退出整个精神健康领域。并且葛兰素史克并不是唯一一家做出该举动的大公司；几周后，阿斯利康（Astra－Zeneca）也宣布大幅削减其精神健康领域研发预算。搞清楚这些决策背后的财务逻辑，或者弄清楚模式被打破的原因并不难。真正难的是知道下一步该怎么做，而这个问题迄今也没解决。

从1990年到2010年，抗抑郁药物开发的商业模式已经支离破碎，这种模式在整个行业中成为惯例，它沿袭了百忧解开创的道路。它的路径开始于在大脑中找药物靶点，通常是血清素、去甲肾上腺素、多巴胺或相关分子。随后，数千种候选药物通过机器人在实验室中进行筛选，以确定它们与靶点结合的生化效力，并改变其在试管中的工作方式。一旦从候选药物中优先确定了几种，就会拿到动物身上进行试验，主要是为了调查它们的安全性，部分是希望看到疗效的早期迹象。

如果将一只老鼠的尾部进行固定，使其头部向下，倒挂在半空中，它会努力地挣脱或重新调整自己的方向，然而一段时间后，它会停止挣扎，就那么静静地吊着。这种方法被称为悬尾实验，几十年来被广泛应用和描述为抑郁症的动物模型，尽管它从当时还是现在来看，都有着明显的局限性。主要争论在于：最初的抗抑郁药物中某一些具有镇静性的副作用，因此使得老鼠在悬尾实验中的挣扎减少，而任何新的抗抑郁药物可能都具有类似的效果。事实上，从来没有任何令人信服的证据表明，这些老鼠在倒挂之前或之后是抑郁的。因此，该行业并不是完全利用老鼠来寻找新的抗抑郁药；而是利用老鼠来寻找与旧抗抑郁药副作用相匹配的新药。即便你不是一位笛卡儿主义者，应该也能看出，倒挂着的老鼠并不是多么好的人类抑郁症的动物模型。

能通过这个化学筛选和动物实验过程的那些候选药物，被认为是有前途的，然后会进入人体试验。第一阶段人体试验在健康的志愿者中进行，以确认药物是安全的，并确定最大耐受剂量。接下来是第二阶段的关键步骤：在抑郁症患者中进行这种药物的首次临床试验。与动物实验程序一样，第二阶段的研究通常按照传统的方式设计。试验会招募几百名重度抑郁症患者，然后随机分成两个组，一般是按照 50：50 的比例，其中一组使用安慰剂，另一组使用新药，为期两到三个月。在治疗开始和结束时，患者接受精神科医生的访谈，或完成抑郁症状的自我报告问卷。如果接受药物治疗的患者症状改善程度高于安慰剂治疗的患者，那么该试验就被视为成功，药物可以进入第三阶段，也就是最后一个阶段的临床试验。第三阶段的实验安排与第二阶段基本相同，但规模更大，通常会涉及数千人，而不是数百名患者。如果在第三阶段结束时，该药物的安慰对照效果在统计学上仍然显著，那么就可以把数据提交给政府机构，申请上市批准。

从第一阶段的百万美元增加到第二阶段的千万美元，投资水平大约会增加一个数量级，而第三阶段将达到上亿美元。据估计，在 2010 年，将一种分子成功推向精神健康市场的总成本约为 8.5 亿美元，但大多数药物会在中途某个环节就失败了。总体成功率不到 10%。如果要靠打通关的几种药来收回研发成本，包括所有失败的候选药物的沉没成本，它们就得卖出天价才行。唯一皆大欢喜的结局是在商业上一鸣惊人，一种药能尽可能多地开给抑郁症患者，每年赚个数十亿美元。

回过头来看，这一模式最终破产也就不足为奇了。似乎更让人不解的是，它居然曾经运行了那么久。从科学上看，现在这件事毫无意义。选择靶点和动物实验通常是为了优先考虑产品线的扩展，或者是尽可能接近成功前体的相似药物。坦白说，该行业一直在努力挖掘血清素和多巴胺的相关靶点，而不是探索替代靶点找出更具创新性的药物。在临床试验和市场营销中，普遍采用的是"一刀切"的方法：一种抗抑郁药物被认为对所有抑郁症患者同样有效。人们通常不会花太多精力去理解药物这样的物理因素是如何对抑郁这样的精神状态产生影响的。老式的临床试验没有测量生物标志物，没有 DNA 测序，也没有脑部扫描。公平地来讲，这些生物医学技术在 20 世纪 90 年代和 21 世纪初并不是都可用，而且一些当时可能非常有用的方法，比如大脑中血清素水平的扫描，现在仍然不可用。但无论如何，由于缺乏任何来自行业试验的生物学数据，导致人们对药物如何起作用，或对哪些患者最有效缺乏深入的了解：正如我后来在莫兹利医院的"莫里哀时刻"所发现的那样。

在笛卡儿式的世界里，一种抗抑郁药物，它背后可笑的哲学悖论并没有给这种"一鸣惊人"的商业模式带来太大麻烦。如果一个开发计划能够从悬尾试验一路跃升到第三阶段的阳性①数据，那么它本身不太可能的成功就证明了它的合理性。你还想要什么？只不过，一旦市场上挤满了早期中奖者，对于"快速跟进者"来说，商业上的成功也变得越来越难以捉摸，人们会发现这种模式本身是不可取的。它无法解释自己的失败，也无法预测自己的成功。它在科学上已筋疲力尽，并且在商业上也穷途末路。这并不是市场失灵，而是一种已经失去动力、被市场力量所取代的商业模式的必然命运。同样的事情发生在大约 150 年前，当时治疗体液失衡的草药行业也曾那么蓬勃发展过。

经济学家喜欢谈论所谓创造性的破坏——市场为新的、更好的企业创造繁荣空间，而让旧企业消亡。实际上，旧企业有时候可能是会被一个反叛的新竞争对手打乱，而有时候它们仅仅会因为其他原因而崩溃，而那个强有力的竞争对手还没出现在市场上。当用来发现抗抑郁药物的旧商业模式在 2010 年崩溃时，并不是因为一个新的模式已经准备好来取代它，而只是因为旧商业模式本身不可持续：没有足够的投资回报，没有足够的治疗创新来证明巨额的开发成本是合理的。旧模型在新模

---

① 药物临床试验，一般会基于"新药疗效比安慰剂或旧药好"的假说来进行验证，而最终结果能证实假说是成立的话，就是得到了所谓阳性结果，反之就是阴性结果。——译者注

型准备好之前就死了。而且，经济学定律没法规定，新模式必须在旧模式死掉后的 6 个月、6 年或 60 年内诞生。对于一家公司或一个行业来说，在刚崩溃的业务领域进行再投资可能需要等上大量时间。经济上的破坏可能是必要的，但它并不总是迅速产生创造性。

在那次周一下午的电话会议过去几周后，我问我在葛兰素史克的老板，他是否认为公司会再次投资抑郁症和精神病学。"我永远不会说'永不'。但如果我们要回头，"他严肃地说，就好像目的地是切尔诺贝利一样，"那就必须完全不同。我们不打算停下来，等一等，然后又开始做和以前完全一样的事情。所以千万别让我花上数千万美元重回老掉牙的第二阶段，因为这不会很快发生。首先，你必须告诉我下次会有什么不同。"

大热门：比百忧解更好，但不比百忧解更广

再也不要谈什么万能药了。我们需要抛开抑郁是单个问题的想法，就像不再把癌症看作一种"多头怪物"疾病，而是把它看作数千种不同疾病的集合一样。我们需要认识到，抑郁症可能有许多不同的病因，因此对可能找到某一种灵丹妙药的想法应该质疑。任何一种单一疗法——不管是 SSRI 还是认知行为疗法，怎么可能为所有患者提供最好的治疗，而不去考虑不

同抑郁症的多种潜在原因？

科学已经摒弃了万能药。我们必须反过来考虑如何确定抑郁症的主要原因，以及如何定义有着共同原因、可能会从特定治疗中受益的抑郁症患者群体。从患者角度来看，这种方法显然是好的，因为它降低了那些最不可能受益的患者在治疗中的风险。根据这个思路，要把神经免疫学的科学转化为抗抑郁药物，我们将需要设计针对炎症机制的治疗方法，这些炎症机制会影响一部分抑郁患者，但不是所有的抑郁患者。我们的期望是抗炎药能很好地治疗炎症性抑郁症患者。还有其他一些具有抑郁症状的患者并没有发炎，他们可能适用于现有的抗抑郁治疗，或未来可能开发出来的新的非免疫治疗。

百忧解及其同类产品在两个方面都是一鸣惊人的：巨大的商业成功和几乎不受限的许可。它们被当作"万能药"来使用，为抑郁症（和许多其他疾病）提供"一刀切"的治疗。下一代抗抑郁药物则可能会是更加个性化的产品，可以为因特定原因而抑郁的患者提供主要的治疗益处。新的抗抑郁药物的开发和上市，很可能与所谓的伴生诊断相结合，即经过验证和许可、与新药一起使用的生物标志物。一个简单的临床程序——也许是血液测试——将被用来预测哪些抑郁症患者最有可能从新药中获益。那么，这种精确的小众产品能否取得商业成功，在规模上与百忧解等老牌抗抑郁药相匹配吗？

谁又知道呢？从商业角度上来看，潜在市场的规模显然是一个重要考虑因素。如果一种药物能很好地起到抗抑郁作用，但只对与炎症相关的抑郁症患者起作用，那么市场会有多大？这将取决于用来界定哪些患者发炎、哪些患者没有发炎的标准。这也将取决于你是否只关注以传统的重度抑郁精神病诊断为代表的抑郁症类型，或者也准备考虑像 P 夫人这样有身体疾病的共病抑郁症。大致来估算一下，让我们从一个事实数据开始，2012 年大约有 3.5 亿人（约占世界人口的 7％）患有重度抑郁症。这些人中有多少人能通过血液炎症测试？如果我们使用 C 反应蛋白作为生物标志物，以 3 毫克/升作为炎症的临界点，那么可以预期约 1/3 的重度抑郁症患者有资格接受新的抗炎药物治疗，那就是超过了一亿人。世界上有大量抑郁症患者的好处之一就是，从商业上来说，它创造了一个提供个性化产品的机会，为一个生物标志物定义的利基市场提供了大规模商机。

　　针对炎症性抑郁症的新药开发，意味着要让血液测试获得批准后，用于鉴定抑郁症患者是否有资格接受这种治疗；然后在经过炎症生物标志物预测的患者组中进行药物测试，他们有的对治疗有反应，有的无反应。这一切都需要投入大量的时间和金钱，以严格达到一种新的抗抑郁药物所需的许可标准。在最好的情况下，我认为，新的抗炎药可能会在 5 年后用于像 P 夫人这样的共病抑郁症患者身上；而对于一些重度抑郁症患者，可能是 5～10 年后。这看起来是很长的一段时间了。但从精明的行业角度来看，成功的概率仍然不到 50％。请记住，大多数药物开发项目都失败了，特别是抗抑郁药物的开发项目，在这些项目中，报告阳性结果的临床试验百分比有时低到令人沮丧。如果你现在去询问制药和生物技术行业，我想你会得到一个总体印象，抗炎药可能有 20％ 的机会真正成为一种新的抗抑郁药。在接下来的几年里，阳性的新临床试验结果可以显著提高 20％ 的成功率。但不要忘了精神病学历史上有许多错误的曙光，最近对免疫性抗抑郁药的乐观情绪高涨可能会被证明又是一次错觉：正如他们所说，这一方案仍然存在风险。除非等到令人信服的阳性临床试验数据——但我们目前还没有看到。

目前已经有几十种抗炎药已被开发或获批用于治疗其他疾病，它们可能对治疗炎症性抑郁症很有帮助，这鼓励了该行业向临床试验"迈进"。用行话来说就是再利用。原则上，它使得我们有可能把目标放在针对抑郁症的一系列免疫机制上，而不必承担从零开始开发一种新的抗炎药的相关成本，也就是说，从第一次生化筛选到动物模型试验，再到第一阶段安全性测试的部分都可以省掉了。医药公司可以直接进入第二阶段，去发现一种已知能在人体免疫系统中安全击中目标的药物是否对抑郁症患者有效，这种再利用可以大大降低成本，减少耗时和风险。

尽管旧商业模式崩溃后的余波未平，人们对巨额投资未按计划取得回报仍记忆犹新，但再利用可能有助于该行业重整旗鼓。在最好的情况下，可能会出现一股创新浪潮，其基础是对已有的数百种抗炎药中的一些进行重新利用，而它们在过去并未被认为与精神疾病有关。同样，在最好的情况下，一切会比较快地取得进展，比如说5～10年。如果是从一个新的靶点开始，就有可能要耗时20年，比如说1970年人们找到了血清素机制，而开发出百忧解这样的新药已经是1990年了。

同样令人鼓舞的是，实际上有几乎无限的潜在生物标志物可用于预测哪些患者更可能对抗炎药产生反应。我已经谈论过很多关于C反应蛋白的信息，但这并不意味着它是治疗炎症性抑郁症的最好或唯一的生物标志物。只不过是因为C反应蛋白在医学上已经存在了很长时间，在20世纪90年代刚开始的免疫精神病学研究中，这种标志物能够便利地进入使用，此后就一直在这个原本知之甚少的领域起到了主导作用。但我希望有更好的生物标志物：比血液中的C反应蛋白水平或细胞因子水平更能显示不同患者组之间的差异，或更精确地与新药作用机制相关。现代免疫学拥有一系列非同寻常的技术来分析外周免疫系统，其中许多才刚刚开始进入抑郁症的研究。C反应蛋白已经被证明是治疗抑郁症的第一个有用的免疫生物标志物。当然，它肯定不会是最后的一个，也不会是最好的一个。

在某种程度上，我们也可以通过新的视角回顾旧的临床试验数据来获得信心。近10年来，随着抗肿瘤坏死因子抗体在类风湿关节炎治疗中获得了开创性领先地位，数十种抗细胞因子抗体已在多种炎症性疾病的试验中得到测试。正如你所料，迄今为止公布的所有抗细胞因子抗体试验都是根据一个实验计划或方案设计的，该计划或方案优先考虑药物对患者身体健康的影响。例如，大多数针对风湿关节炎的新抗体的研究，都将肿胀关节的身体检查作为主要终点①，这是衡量药物是否有效以及试验是否成功的关键指标。在这些针对身体健康障碍的临床试验中，精神健康状况并没有被完全忽视，也要经常进行测量。它经常被粗略地作为一个次要终点，即使用一个简单的调查问卷，评分为 1～4 分，患者需要回答以下问题：你感觉有多么抑郁？你的精力如何？因此，我们有可能重新去分析这些次要终点，即这些心理健康分数作为研究的主要结果，以获得测试药物对抑郁的影响（而不是关节炎的关节肿胀）。结果显然令人印象深刻。最近的研究重新分析了数十项安慰剂对照试验中的精神健康数据，涉及数万名有各种疾病的患者，包括类风湿关节炎、银屑病和哮喘，结果表明，这些试验中所测试抗炎药的抗抑郁效果大小平均为 0.4。这有什么大不了的？0.4 看起来可能不是一个很大的数字，但要记住，SSRI 类药物在同一尺度上的平均效应只有 0.2。从表面上看，新型抗炎药在治疗抑郁症症状方面的效果可能

---

① 在临床试验设计中，会根据研究目的确定主要（次要）结局指标（测量/变量），即 primary endpoint 和 secondary endpoint。——译者注

是目前标准抗抑郁药的两倍。

但这里有一个陷阱，另一个版本的老笛卡儿主义的"陷阱"。在迄今为止进行的所有临床试验中，药物对抑郁症的作用直到开始治疗后的两三个月才得到首次测量。那时候许多患者的身体状况都得到了显著改善。关节炎患者的关节疼痛会减轻，从关节的 X 光片来看也好多了；银屑病患者脸上和肘部的红肿皮肤斑块会更小，也越来越少。所以任何一个笛卡儿主义者都会很快指出其中的问题：如果你认为自己得了一种不治之症，然后尝试了一种新的治疗方法得到治愈，抑郁当然会减轻许多，不是吗？抗细胞因子治疗的抗抑郁作用表面上是可见的，但因为医学上对炎症性疾病的心理健康症状漠不关心，而使得这项评估被大打折扣了。

这又回到了因果关系的问题上。为了证明抗炎药可以直接带来心理健康改善，而不是对身体健康改善的心理反应，我们需要看到它对心理健康的有益影响先于对身体健康的任何后续影响。研究不足的"类克嗨"（许多患者在首次服用抗肿瘤坏死因子抗体后不久，报告的情绪状态快速地改善）表明，抗炎药或可能具有如此快速的抗抑郁作用。当然，对于医生和患者来说，能够有途径获得比 SSRI 类药物更快见效的抗抑郁药物是非常有用的，抗抑郁药通常需要 2～6 周才能发挥作用。但我们必须做研究。

迄今为止，已经很少有安慰剂对照的临床试验是专门设计出来用于测试抗炎药的抗抑郁效果的，而得到的结果也不是决定性的。只有一项关于抗细胞因子抗体的研究有过报道。60名对传统抗抑郁药物反应不佳的难治性抑郁症患者，被随机分配到抗肿瘤坏死因子抗体组或安慰剂组进行治疗。八周后，接受抗体治疗的患者报告说抑郁症状的严重程度有了实质性的改善；但接受安慰剂治疗的患者也说有了实质性的改善。平均而言，两组之间无显著差异。从这个意义上说，试验结果是阴性（消极）的。

然而当调查人员对数据进行更深入的研究时，他们发现，并不是所有的患者对治疗都有相同的反应。在试验开始前，C反应蛋白水平较高的患者比水平较低的患者有着更强烈的抗抑郁反应。换句话说，这种抗炎药并非普遍有用：它似乎对发炎的抑郁症患者比对没有发炎的抑郁症患者更有效。从这个意义上说，试验结果是阳性（积极）的。

它指出了一个未来方向，在抑郁症的抗炎药试验中，需要常规性地预先使用炎症生物标志物来识别那些最有可能从治疗中获益的抑郁症患者。尽管任何药物开发项目都存在固有的风险，但我认为在不久的将来，这种新型抗抑郁药物试验将获得大量投资。在接下来的几年里，观察这个事态的发展肯定会很有趣。

但对于炎症性抑郁症的非药物治疗呢？还有其他方法可以打破压力、炎症和抑郁之间的恶性循环吗？

我们从最近发现的炎症反射中知道，迷走神经控制着脾脏巨噬细胞释放的细胞因子。我们还知道，用植入体内的电子设备刺激迷走神经，可以显著减少类风湿关节炎患者的炎症反应，并改善其症状。目前很多人并不知道，自 2005 年以来，迷走神经刺激术就已经获准用于治疗抑郁症。

许多抑郁症患者会在沿着颈部往下延伸的迷走神经附近植入刺激电极，控制装置就处于皮肤下方，以便于调整迷走神经刺激的时序和持续时间。这个程序被认为是安全和奏效的，获得了上市许可。它似乎能起作用，但大多数相关研究并没有进行安慰剂对照试验，所以其附加值仍有可疑之处。而且，如果它起作用的话，关于如何起作用这一点也仍然不清楚。传统的解释认为，是来自设备的电刺激沿着迷走神经到达脑干，在那里它们激活了制造血清素和去甲肾上腺素的细胞，于是就增加了大脑其他部分的血清素信号。换句话说，迷走神经刺激被认为是一种类似于 SSRI 的电刺激。但上述解释并没有得到实验数据的有力支持。所以有没有可能，其实它更像一种抗细胞因子电抗体呢？抗抑郁作用也许更依赖于电刺激通过迷走神经传到脾脏，导致体内炎症细胞因子减少，而不是通过迷走神经传到大脑使得里面的血清素增加。到底是不是这样，我们现在还不知道。

如果迷走神经通过其抗炎作用对抑郁症产生效果，这一点变得更加清楚，那么就将打开一扇大门——使用血液生物标志物来预测哪些患者最有可能受益于那些昂贵的外科植入刺激器。这可能会推动进一步的研究，去开发更智能、侵入性更小的方式植入刺激物并将电刺激传递到迷走神经。生物电子学技术——用于电监测和刺激生物过程的设备——正在迅速发展，但尚未朝着治疗抑郁症的新方向发展。可以想象，这种情况可能会改变，在未来 10 年左右的时间里，我们可能会看到新一代的生物电子设备出现，它们可以用电信号来抑制导致抑郁症的炎症信号。

从最近关于与压力相关的炎症中，我们也了解到，来自社会和心理的冲击，如公开演讲或虐待型关系，会加剧身体炎症。这可能会使你想到，帮助患者加强压力管理技能的心理治疗或冥想课程可能会有抗炎作用。确实有一些证据能证明这一点。正念训练减少了老年人的孤独感，也减少了白细胞中炎症基因的表达。一个新近的综合分析，考量了多项身心疗法（如冥想或太极）免疫效应的研究结果，发现它们显著降低了控制激活巨噬细胞的基因的表达，以应对感染。看起来，我们似乎是可以通过训练大脑来控制身体的炎症反应，这可能是心理治疗对抑郁症有效的机制之一。

从有望改变抑郁症心理治疗方法的方向来说，这一神经免疫学解释的作用或许并不那么明显，因为冥想和其他压力管理技术早已在这一领域相当有效并得到了广泛应用。但它存在的一个契机是，也许炎症标志物能被用作一种生物反馈，提供一些详细信息，说明随着人们去练习冥想和发展压力管理技能的情况下，身体炎症将如何逐步得到控制。你可以称之为细胞因子导向的心理治疗。据我所知，这方面还没有人做。但是，在后笛卡儿世界里，为什么心理治疗的效果应该局限于大脑，或者为什么测量冥想对巨噬细胞的影响没有意义，等等，这样一些问题还没有根本性地得到解答。

阿尔茨海默病，小胶质细胞的阴阳面

尽管"痴呆"（dementia）听上去像一个古老的词，就和抑郁症（melancholia）或炎症（inflammation）一样古老，但它其实直到 18 世纪才被发明出来，在此之前由几个拉丁语单词连在一起，形成了一个新词，意思是"丧失理智"。直到 19 世纪末，第一代神经科学家才开始意识到，痴呆可能是由大脑疾病引起的，而不是因为有生之年①的时间流逝。19 世纪晚期的科学家阿洛伊斯·阿尔茨海默（Alois Alzheimer）现在的知名度与弗洛伊德不相上下，比同时代他的导师埃米尔·克莱佩林（Emil Kraepelin）还要出名得多。但在他生前，阿尔茨海默并不是一个顶尖的人物。他留名于世间，只来源于一个案例：一位名叫奥古斯特·德特尔（Auguste Deter）的 50 多岁

---

① 这里作者用了一个拉丁词汇 anno domini 表示时间，也就是公元的意思，简写作 A. D.，而阿尔茨海默病的简写也是 A. D.，所以是玩了个双关。——译者注

的女人，是他在法兰克福附近一家收容所的患者之一。德特尔患有快速发展的痴呆症，尽管她远远还没到开始衰老的年龄。她56岁那年去世后，阿尔茨海默把她的大脑送到解剖实验室。那时候，克莱佩林在慕尼黑新成立了一个大脑和心理健康研究所，阿尔茨海默受邀去搭建了这个实验室。他在显微镜下观察德特尔的大脑碎片，发现在神经细胞内部和周围有着不同寻常的纤维和成簇的染色物质。它们就是现在所说的斑块和缠结。阿尔茨海默把上述现象描述得很清楚，我们可以由此肯定他看到的是什么，但他的同事们并没有马上意识到其中的重要性。

在1907年的一次精神病会议上，阿尔茨海默首次展示了他的发现，他的演讲之后紧接着的是一个更令人期待的关于强迫性手淫的报告，阿尔茨海默讲完后听众没有对他提任何问题。我前面说过，在公共场合被提问题是很有压力的；但对于一个科学家来说，在演讲结束时根本没有人提问题也是很丢脸的。这意味着你所说的任何话都不够有趣，甚至连怀疑都没有。如果不是克莱佩林，德特尔夫人大脑里的斑块和缠结可能会永远被尘封，但还好克莱佩林记住了这些，并在1910年的精神病学教科书第八版新编中将她列为世界上第一例阿尔茨海默病患者。

克莱佩林认为阿尔茨海默病是一种罕见的痴呆症，它发生在少部分像德特尔夫人这样年岁尚轻的人身上，其原因并不是更被普遍认为的、由于大脑供血减少所致的衰老痴呆。20世纪 80 年代，我们作为医学生在巴特医学院学习痴呆症知识的时候，也是这么被传授的，私下里大家把这个叫作"衰崩"。1994 年，美国前总统罗纳德·里根（Ronald Reagan）公布了他的诊断结果，也就是近 25 年的时间里，阿尔茨海默病的这个名字才为大众所熟知。我们已经意识到，在这个老龄化社会中，大多数痴呆病例都是由于所患疾病引起的，也就是大脑中那些斑块和缠结的沉积。

阿尔茨海默当时不知道斑块和缠结是什么。他把它们简单地描述为"一种特殊物质"。后来人们发现，它们由大量异常的不溶性蛋白质形成，称为 tau 蛋白和淀粉样蛋白。随着年龄增长，在某种程度上，所有人都会在大脑中形成这些错误折叠的蛋白质斑块和缠结沉积；但大家不会都得"老年痴呆症"。我们不知道为什么斑块和缠结会导致一些人变成渐进性痴呆，而另一些人又不会，不过，有一个看似合理的解释，认为这取决于免疫系统。Tau 蛋白和淀粉样蛋白是人类蛋白质，但它们不是普通的人类蛋白质。从免疫系统的角度来看，它们是抗原性的、异己的、外来的蛋白质；而且，你应该想到了，它们会引发炎症反应。小胶质细胞——大脑中的机械战警——聚集在淀粉样斑块周围，攻击、吞食并试图消化其中所包含的"特别死硬"的蛋白质。你应该还想到了，小胶质细胞对斑块的反应引起了附带损伤；神经细胞被大脑炎症的毒效破坏或杀死。事实上，似乎小胶质细胞的继发性炎症反应更有可能造成神经细胞死亡，这才是导致记忆和其他认知功能逐渐丧失的更强驱动力。相比之下，斑块和缠结这些主发性问题反倒没有那么重要了。

如果痴呆确实是由免疫系统对阿尔茨海默病"特殊物质"的免疫反应所决定，其效应不在斑块和缠结之下，那么"抗炎"治疗应该能够有效地减缓或防止阿尔茨海默病的发展。有一些证据支持这一预测，但到目前为止为数不多。

像 P 夫人这样的患者必须定期服用抗炎药，以控制关节炎或身体其他免疫紊乱的症状，他们的阿尔茨海默病的发病率显著降低了。相反，未经治疗的感染或炎症被认为会增加阿尔茨海默病的风险，并加速痴呆的进展。例如，对付慢性感染（如牙周炎）的巨噬细胞向血液循环中泵入的炎性细胞因子，可以穿过血脑屏障并激活小胶质细胞，使它们更有可能对淀粉样斑块作出攻击反应，从而增加对神经细胞的附带损伤。这就是为什么我一直去看牙医的原因之一，尽管这会让我短期内感到情绪低落。我认为，从长远来看，任何可采用的合理措施——只要能消除牙龈和牙齿的炎症，都可能对我老化的大脑有益。

然而，针对阿尔茨海默病的抗炎药临床试验尚未产生明确的优胜者。与以往的失败试验一样，人们对失败原因的看法存在分歧。所有被测试的药物都不太可能被给予足够高的剂量，也不太可能通过血脑屏障进入大脑。更激进的是，一些科学家提出了一个重要的反驳论点，即并非所有的小胶质细胞活动都是有害的。毕竟，小胶质细胞正试图做正确的事情。它们正试图消除老年人大脑中的斑块，在显微镜下，你有时可以看到它们充斥着吞食进来的淀粉样蛋白，并正在努力消化。在治疗上，我们有合理的理由去努力支持和协助小胶质细胞所做的良好工作，而不是试图关闭它们。这就是开发抗淀粉样蛋白抗体的基本原理，这种抗体可以进入患者的大脑并与斑块结合，使小胶质细胞更容易识别和破坏它们。这也是开发阿茨海默病疫苗的基本原理：通过向健康人注射淀粉样蛋白片段，以刺激产生抗体。当淀粉样蛋白斑块在被注射者的晚年开始形成时，这些抗体可以帮助小胶质细胞处理这些斑块。只不过，迄今为止，没有一种用来帮助"好的"小胶质细胞的新抗体或疫苗，能比任何一种用来抑制"坏的"小胶质细胞的抗炎药更有效。

就个人而言，我怀疑阿尔茨海默病药物研究缺乏进展最可能的根本原因和抑郁症药物研究缺乏进展的原因是一样的："一鸣惊人商业模式"的诅咒。虽然它最初被描述为一个孤立案例，然后又被认为是罕见的疾病，这样的看法持续了约80年，但事实证明，它是不幸的普遍现象。阿尔茨海默病现在被认为是一个重大的公共卫生挑战和经济挑战，特别是在老龄化速度更快的富裕国家。而随着贫穷国家预期寿命的提高，越来越多人活到60岁以上，可以预见，阿尔茨海默病的发病率和影响也将在发展中国家升级。这是一种全球性疾病。而大多数全球性疾病，如抑郁症、肥胖症、高血压、糖尿病、动脉粥样硬化等，都有多种原因。阿尔茨海默病也不例外。它没有一个单一基因，从来没有，也永不会有。有许多基因可以增加患阿尔茨海默病的风险，其中大多数基因的影响不大，但它们通过大脑的一系列生化途径共同作用。这个几十年来认知能力持续下降的漫长过程，即渐进性痴呆的临床综合征，并不一定是由同一生物学机制驱动的。

再说一次，我们不应该把它当作单一事物来考虑，而试图找到万能药。我们应该更精确地针对那些最有可能出现反应的患者进行治疗。从这个意义上讲，开发阿尔茨海默病免疫治疗的策略与炎症性抑郁症的高级策略完全相同。使用生物标志物来确定在临床试验中最有可能（和最不可能）对治疗有反应的患者亚组。阿尔茨海默病患者的基因图谱是一种可能的生物标志物，可以用来预测对抗炎药的反应。例如，最近发现的一种会增加阿尔茨海默病风险的基因，叫作TREM2，对控制脑内小胶质细胞的活动很重要。有高风险TREM2突变的患者的阿尔茨海默病可能是由小胶质炎症的异常状态引起或加剧的。而且可以想象，TREM2阳性的这组患者，或者其他有明显炎症危险因素的阿尔茨海默病患者，最有可能从抗炎治疗中获益。

阿尔茨海默病不是单一事物，大脑的先天免疫系统至少由两面组成，阴和阳，自我保护和自我毁灭。这不是"一鸣惊人商业模式"的典型领域。在治疗上，它永远不会是一种适用于所有人的方法，但你会感觉到，在未来 5~10 年内，可能会有一些很好的机会来开发针对阿尔茨海默病的个性化免疫疗法。

精神分裂症与自体中毒

1999 年，作为剑桥的一名新的心理咨询师，我身处一个由医生、护士和心理学家所组成的团队，我们为那些第一次经历精神病症状的患者建立了临床服务。这些患者的症状包括：他们听到的声音或看到的东西其实并不存在（幻觉），或者他们相信一些不真实的东西（妄想）。幻觉和妄想是精神病或发疯的诊断特征，自古以来便是。

我们过去常常看到一些年轻人，大多在十几岁或二十出头，刚刚患上精神病。我们试图弄清楚为什么会发生这种情况，以及我们能做些什么。没有两个患者是一样的，也没有两个家庭是一样的。这当中有来自剑桥大学的大学生，也有来自儿童之家和少年拘留中心的校友。他们的精神病症状混合着不同程度的焦虑和抑郁，有时伴有狂躁性快感。有时，精神病症状的出现与一个可能的因果事件有关，比如在一个聚会上吸多了大麻，或者遭到驱逐被赶到大街上。有时候它是突然出现的，或是逐渐出现的，以至于很难说清楚是什么时候开始的。有时候标准治疗效果很好，有时候效果却不佳。尽管我们的团队给了这个群体很大的支持，但有一类阴暗的问题却一直萦绕在每个患者或他们亲友的脑海里。"我疯了吗?""我女儿疯了吗?""这仅仅是开始吗,再往后,彻底的疯狂会不会摧毁我们的余生?"精神分裂症,是一个人人畏惧的诊断,甚至没有人愿意开口说出这个词来。

这是一个被严重滥用和广泛误解的词——精神分裂症(schizophrenia)。这是另一个来自希腊语的新词,意思是分裂的思想,由弗洛伊德的一个早期追随者①在 20 世纪初所创造,此人认为精神病都是脑子里的问题。精神分裂症和精神分裂症患者这两个词如今在普通语境中经常被用来指分裂的人格,含有矛盾、优柔寡断、危险的意思,但在精神病学领域中,精神分裂症的意义更接近埃米尔·克莱佩林的看法,他第一次描述了我们的患者和他们的父母最害怕的疾病发展路径。克莱佩林不像弗洛伊德、拉蒙·卡哈尔、帕拉塞尔苏斯或笛卡儿那一类孤独的天才,他是一个组织者、系统主义者、管理者和百科全书家。他当时从犹太家庭筹集资金,在慕尼黑建造了一所精神病院和研究所,使得神经科学首次进入了严重精神病的治疗领域。20 世纪上半叶,他曾与许多德国的精神病学和脑科学领军人物共事,甚至培养了他们中的一批人。从许多方面来说,这都是一个黄金时代。而克莱佩林最具影响力的一个举措是出版了一本简明教科书,从 1883 年开始直至他去世的前一年

---

① 指的是瑞士精神病医生尤金·布鲁勒(Eugen Bleuler, 1857—1939),他大概在 1908 年创造了 schizophrenia 一词。——译者注

（1925 年），往后一共更新到了第 11 版。

克莱佩林整理了大量的临床观察结果来支持一个简单的方案：精神病是两种可能的潜在疾病过程之一——躁狂抑郁性精神病或早发性痴呆。两者的主要区别之一是随时间的变化而发生的演变。躁狂抑郁症患者情绪会出现上下波动，也许将极端到失去理性，但两次短暂的极端行为之间又会有较长的平静时期。在克莱佩林的书中，有早发性痴呆的患者则会经历一个更加无情的发展过程。他称之为"年轻时出现的一种特殊的、简单的精神衰弱状态的亚急性发展"。年轻人因疯狂而变得神经错乱，逐渐丧失能力和独立性，注定要被关到大型精神病院里了却残生。

尽管没有人——甚至连克莱佩林本人都没有——完全相信精神病可以如此简单和清晰地一分为二，但这一方法仍然收入在当前《精神障碍诊断与统计手册》中的精神病学诊断系统里。只不过字眼变了。躁狂抑郁性精神病现在叫作双相情感障碍。早发性痴呆症就变成了我们的患者和家属永远不想谈论的那个词。

克莱佩林对弗洛伊德及其所引发的精神分析运动是持高度批判态度的。在克莱佩林看来，精神病的病因，特别是我们现在称之为精神分裂症的类型，必须是生理上的，而不是心理上的。他一生都站在笛卡儿分水岭的同一边，没有像弗洛伊德那样，从神经科学实验室换到了沙发上。他的研究所对精神分裂症患者的大脑进行了许多尸检，但其中没有和奥古斯特·德特尔一样的病例。和阿尔茨海默的发现不一样，克莱佩林在大厅里研究德特尔夫人的大脑时，从来没有在精神分裂症患者的大脑中发现过像斑块和缠结那样特别的东西。他认识到精神分裂症倾向于家族传播，这表明它是遗传的，但他无法知道哪些基因牵涉在其中。他提出，整个社会可能有希望通过控制繁殖的优生计划来消除精神分裂症、智力落后和其他大脑疾病的遗传风险。他在纳粹党上台之前就去世了，但他的一些想法却在他死后留存了下来，直到今天还在玷污他的名誉。

　　在他生命的尽头，他仍然不知道是什么导致了精神分裂症。他知道它一定来自身体，不是大脑，但是藏在身体的哪一部分呢？在他为教科书后期版本进行修订而纠结时，他越来越被一个想法所困扰，这个想法不知为什么没有在 60 年后被纳入《精神疾病诊断与统计手册》对精神分裂症的诊断标准：精神分裂症是一种全身性疾病，由身体对大脑发起的自体中毒所引起。这个自体中毒理论表面上听起来像是自动免疫——身体错误地攻击自我——但在 20 世纪初，人们对免疫系统的了解远远少于对人体激素系统的了解。克莱佩林的怀疑集中在性腺，而不是淋巴结，认为这是最有可能的罪魁祸首——攻击大脑和大脑的身体毒素的来源。多年来，他尝试"器官疗法"，将来自睾丸或其他腺体的组织注射到患者体内治疗精神分裂症，但毫无起色。

在此之后又经过了很长一段时间，但我们现在知道了，克莱佩林至少在一件重要的事上是对的：精神分裂症是有遗传因素的。2000 年，当人类基因组测序完成之时，人们抱有极大的乐观情绪，认为很快就能找到精神分裂症以及其他疾病的基因。但直到刚过去的几年里，从 37 000 名患者身上收集到的 DNA 数据才够用来提供一个明确的结果。大约有 320 个基因增加了患精神分裂症的风险。有一个单一的强相关基因，位于人类基因组中对于免疫系统和自身免疫很重要的部分，称为补体成分 4（C4）。这个基因会表达产生一种炎症蛋白。不同的人可能有不同版本的 C4 基因，并产生版本略为不同的补体蛋白。携带有与炎症信号增加相关的遗传变异的人，患精神分裂症的风险会显著增加，而在老鼠身上，相同的遗传变异会对神经细胞间的突触连接造成损害。从没有基因到 320 个基因，再到搞清楚精神分裂症最大的单一遗传风险是由免疫系统所调控，这是一系列令人震惊的发现。但 C4 仍然只是数百个危险基因中的一个，所有已知基因的累积效应也并不大。所以，一定还有其他因素在起作用。

多年来，我们都知道关于精神分裂症的一个顽固事实是，如果你出生在冬季，那么你患精神分裂症的风险就会增加。记得 20 世纪 90 年代中期，我听到流行病学家们认真地讨论这一结果时，认为他们一定是疯了。这一定是数据出了问题。一个人出生时的季节怎么可能和 19 年或 25 年后患上精神分裂症有关呢？除非是受到射手座的恶意影响？幸好，当时我并没有在公共场合举手发表这些尖锐的言论。有强有力的证据表明，冬季分娩的风险更大，因为冬季感染的风险更高。母亲、孕期最后几个月的胎儿和新生儿在冬季感染的风险都会增加。而且也已经有研究发现，母亲、胎儿和新生儿感染都与精神分裂症的高风险相关。在大鼠和小鼠实验中，母亲或胎儿感染病毒会引起神经系统发育的长期变化。而病毒影响动物大脑发育的程度，取决于其免疫系统对病毒感染的反应。所以类似的事情也可能发生在人类身上。控制免疫系统的基因可能会诱发婴儿对常见病毒感染作出反应，从而以某种方式干扰或改变大脑未来的发育，增加患精神分裂症的风险。

如果能更详细地理解这些令人兴奋的新想法，深入到精神分裂症起源的未解的迷雾中，那将是一个非凡的进步。但除了帮助我们以一种新的方式来理解精神分裂症之外，神经免疫学还能做得更多吗？它能否带来真正不同的疗法？要知道精神分裂症所处的境况甚至比抑郁症或阿尔茨海默病都要差，做的试验更少，研究的药物也更少。但实际上现在已经有一些有趣的线索。例如，我们知道类似精神分裂症的症状可能发生在那些自身抗体水平很高的患者身上，这种抗体与大脑中一种重要神经递质受体 NMDA[①] 结合。像所有的自身抗体一样，这种抗体是由患者的免疫系统错误地产生的，以患者自身的一种蛋白

[①]　NMDA 是 N-methyl-D-aspartic acid 的缩写，即 N-甲基-D-天冬氨酸。——译者注

质为靶点。这是一种己方攻击，在这个例子中是针对一种突触受体，这种受体在精神病中起着关键作用。大约 8 年前，我在剑桥郡和彼得堡国民健康服务信托基金精神病研究小组的一些旧同事决定测量他们所见到的患者体内的抗 NMDA 抗体水平。在他们测试的前 43 名患者中，有 4 名自身抗体水平较高。当他们对少数检测呈阳性的患者进行免疫治疗，以降低血液循环中的自身抗体水平时，他们发现这么做对患者的精神病症状产生了直接和持久的影响。这还不是一种治疗方法，甚至不是一个对照试验（真正的对照试验现在正在进行），当然，这也不是万能药（只有 5% 的精神病患者有抗 NMDA 自身抗体）。但这是另一个值得高兴的理由，新的免疫疗法可以进入精神病学另一个领域了，而它的治疗进展在过去 30 年里也同样停滞不前。

＊　　＊　　＊

所以，接下去会怎么样？也许，在未来的 5 年、10 年、20 年里，我们会看到一种全新的治疗抑郁症和其他精神疾病的方法得到加速发展。

也许我们会看到新的药物，不像那些旧的药物含含糊糊地被认为对每个抑郁症患者都同样有效，这些新药是通过科学方法来预测对哪些人特别有效的。

新的血液测试，测量的是遗传信息和炎症生物标志物，可以预测哪种治疗可能对哪些患者最有效。

新的诊所，可以为抑郁症患者提供一个更综合、更全面的心理健康和身体健康评估，每个人都是作为一个患者来治疗，而不是当成两个来分别治疗。

新一代的医生，他们有信心打破这条把医学和精神病学分成两边的传统分割线。

新的转变，精神疾病从种型隔离和污名化的文化中逐渐摆脱出来。当一种疾病被视为仅仅是大脑里的疾病时，这种文化会加剧疾病的痛苦。

因此，也许我们将在对抗 21 世纪最大健康挑战的斗争中赢得更多的胜利。

我们可能正处在一场革命的风口浪尖上，尽管它不会在电视上播出。我可能错了。但我认为它已经开始了。

致　谢

我要感谢学术界、工业界和英国国家医疗服务体系的许多同事，他们帮助我改变了对抑郁症以及我们将来如何开发新治疗手段的看法。

我要特别感谢几个人：马修·德安科纳、西蒙·巴龙·科恩、克莱尔·布鲁、阿米莉亚·布尔莫尔、杰里米·布尔莫尔、保罗·希金斯、彼得·琼斯、戈拉姆·坎达克、特雷弗·罗宾斯、洛琳达·特纳、佩特拉·韦特斯和杰里米·维恩。他们非常热心地阅读了这本书的早期版本。

我非常感谢 Short Books 出版社的丽贝卡·尼科尔森、奥丽亚·卡彭特和凯瑟琳·吉布斯把它变成了一本书，以及文案编辑艾玛·克雷吉，还有插画师海伦娜·麦克斯韦。

如果没有我的妻子玛丽·皮特，这件事是办不到的，她让我开始动手写作，并在许多方面帮助我渡过难关。

常用英文缩写与中文名词对照表

SSRIs　5-羟色胺选择性重摄取抑制剂

LPS　脂多糖

BBB　血脑屏障

CSF　脑脊液

MDD　重度抑郁症

CRP　C反应蛋白

CBT　认知行为疗法

C4　补体成分4

DNA　脱氧核糖核酸

DSM-5　精神障碍诊断与统计手册（第五版）

IBS　肠易激综合征

MRI　磁共振成像

MOI　医学正统思想

NHS　英国国家医疗服务体系

SLE　系统性红斑狼疮

TNF　肿瘤坏死因子

TB　结核病

图书在版编目（CIP）数据

发炎的大脑：一种治疗抑郁症的全新方法 / （英）爱德华·布尔莫尔著；小庄译. — 长沙：湖南科学技术出版社，2022.5
ISBN 978-7-5710-1190-1

Ⅰ. ①发… Ⅱ. ①爱… ②小… Ⅲ. ①抑郁症－诊疗 Ⅳ. ①R749.4

中国版本图书馆 CIP 数据核字(2021)第 179447 号

著作权合同登记号：18-2021-224

FAYAN DE DANAO——YI ZHONG ZHILIAO YIYUZHENG DE QUANXIN FANGFA
发炎的大脑——一种治疗抑郁症的全新方法

著　　者：[英]爱德华·布尔莫尔
出 版 人：潘晓山
责任编辑：刘羽洁　邹　莉
出版发行：湖南科学技术出版社
社　　址：长沙市芙蓉中路一段 416 号泊富国际金融中心
网　　址：http://www.hnstp.com
湖南科学技术出版社天猫旗舰店网址：
　　　　　http://hnkjcbs.tmall.com
邮购联系：0731-84375808
印　　刷：长沙市宏发印刷有限公司
　　　　（印装质量问题请直接与本厂联系）
厂　　址：长沙市开福区捞刀河大星村 343 号
邮　　编：410153
版　　次：2022 年 5 月第 1 版
印　　次：2022 年 5 月第 1 次印刷
开　　本：880mm×1230mm　1/32
印　　张：7
字　　数：130 千字
书　　号：ISBN 978-7-5710-1190-1
定　　价：49.00 元